働き方改革対応版

採用から退職までの医療機関の人事労務マネジメント

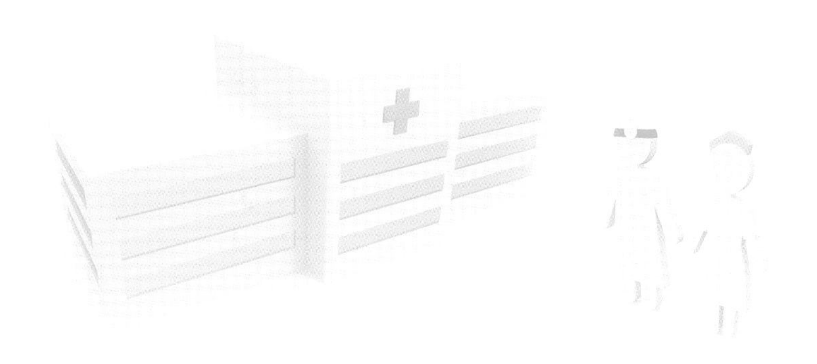

hrms-jp医療人事労務マネジメント研究会
代表 特定社会保険労務士

河北 隆

篠原出版新社

働き方改革対応版

採用から退職までの医療機関の人事労務マネジメント

筆者は今まで約 40 年もの長い間，主に民間の一般企業に勤務して人事労務管理の実務に携わって来ましたが，最後の数年間は千葉県東部の公立病院に勤務し，同院退職後は独立していくつかの医療機関の人事労務支援をおこない，現在に至っています．

その間の実務経験をふまえ，また「働き方改革」関連法の施行を機に，病院において真の意味での「働き方改革」が実現され，そこで働く人たちにとって「働きやすく，働きがいのある」病院・医療機関づくりが進むように，という思いを込めて本書を公刊します．

本書が病院･医療機関の人事労務マネジメントを担う人たちにとって,「採用から退職までの人事労務マネジメントのしくみ（HRMS=Human Resources Management System）」をしっかりと作り込み,真の意味での「働き方改革」を進めるための手引きとなれば幸いです．

2020 年 4 月
hrms-jp 医療人事労務マネジメント研究会
代表　特定社会保険労務士　河北　隆

もくじ

0 序論

採用から退職までの人事労務マネジメント＝HRMS

（1）HRMS＝Human Resources Management System

ISO9000 が QMS（Quality Management System）＝「質」に関する経営管理のしくみであるなら，「人と組織」に関する経営管理のしくみは，HRMS（Human Resources Management System）であるはずです．

それは次の図のように，採用から退職までの人事労務マネジメントのしくみとしてイメージできます．病院においてその運用を担うのは，理事長や病院長の経営層であり，医療・看護・技術・事務の各部門長をはじめ，各職場の管理監督職・リーダーです．

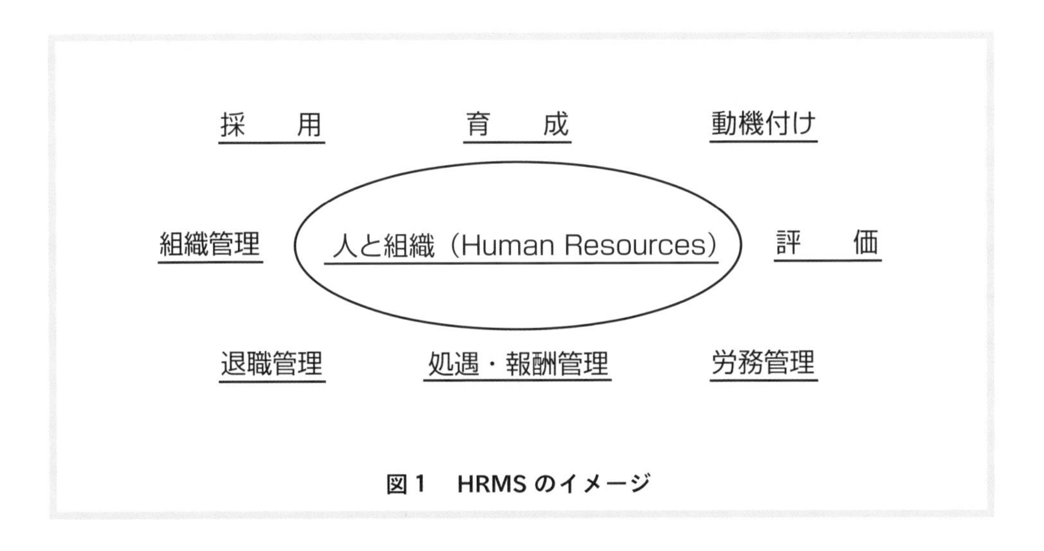

図 1　HRMS のイメージ

医療事業に限らず，事業環境はますます厳しさを増していますが，あらゆる事業にとっての活力源である「人と組織（Human Resources）」に関する採用から退職までのマネジメントの充実こそが，真の「働き方改革」を推進します．

（2）HRMSの各プロセスについて

以下，本稿では「採用」「育成」「動機付け」「評価」「労務管理」「処遇・報酬」「退職管理」および「組織管理」というプロセスの順に，病院特有の事情をふまえながら人事労務マネジメントの理論的・実践的なポイントを記述します．

各プロセスは単独では成り立たず，互いに密接に関連し，連携し合ってこそ，ひとつのマネジメントシステムとして機能します．以下，各プロセスの概略をあらかじめ紹介します．

①「採用」

「採用」は，HRMS における最重要なプロセスであり，その成否がその後のプロセスの成否を制します．とくに医師や看護職の「定着と確保(採用力の強化)」は，病院経営にも「働き方改革」にも強力で現実的なソリューションになります．

②「育成（成長の促進)」

「育成」というより「成長の促進」と言うほうが相応しいと筆者は考えています．「人と組織が仕事を育て，仕事が人と組織を育てる組織づくり」が，HRMS の指導理念のひとつです．

③「動機付け」

過去の人事マネジメントの理論の多くは「働く人たちの動機付け」に費やされてきました．いかなる事業においてもその構成員の動機付け（モチベーション）が事業推進の原動力であることはいうまでもありません．

④「評価」

「マネジメント」とは，換言すれば「PDCA（Plan-Do-Check-Action）のマネジメントサイクルを廻すこと」であり，HRMS においてもこれに異なる点はなく，なかでも C（Check）のプロセス＝評価とそのフィードバックのプロセスはその要です．

⑤「労務管理」

「働く人たちのモラールとモチベーションの管理」「働く人たちのメンタルヘルスの管理」がこのプロセスにおける重要なテーマのひとつです．「働き方改革」への対応も主にこのプロセスの課題です．

⑥「処遇・報酬管理」

働く人たちをどのような条件（職位・等級・報酬等）で処遇するがこのプロセスの課題です．また給与費（人件費）を管理可能費化し変動費化するしくみづくりや「同一労働・同一賃金」への対応が重要なポイントです．

⑦「退職管理」

「退職」は事業にとっても，退職者本人にとっても，経営的にも社会的にも法的にも「適正」なものでなければならず，その意味で「退職」においても「管理」（Exit Management）が必要です．労務コンプライスもこのプロセスの課題です．

⑧「組織管理」

①～⑦はいずれも，比較的「1 対 1」の対人的な人事労務マネジメントですが，「1 対 N（多数)」の対組織的なマネジメントにおいては少し角度の異なるポイントがあります．

1 採用

「採用力の強化」で「働き方改革」を実現する

(1)「働き方改革」を解く鍵は「病院の採用力」の強化

「働き方改革」の必要性に迫られながらも，医師と看護職の不足，その定着と確保の問題で苦悩している多くの病院にとっては，当然のことながら，医師や看護職の「採用力の強化」は強力なソリューションになり得ます．

ただし，「入るを量りて出ずるを制す」という言葉が示すとおり，単に採用数を増やすという対応でなく，採用から退職に至るマネジメントの質を向上させ，事業としての職員の定着と確保の力を強化しなければなりません．

(2) 医師の「定着と確保」の取組み事例

次の図はある病院におけるある年度（N年度）以降の各年度の期首の常勤医師数の推移です．N年度からN＋1年度にかけて１４名の純減となり，当時，一部マスコミからは「医師が１４名脱走」と報じられました．

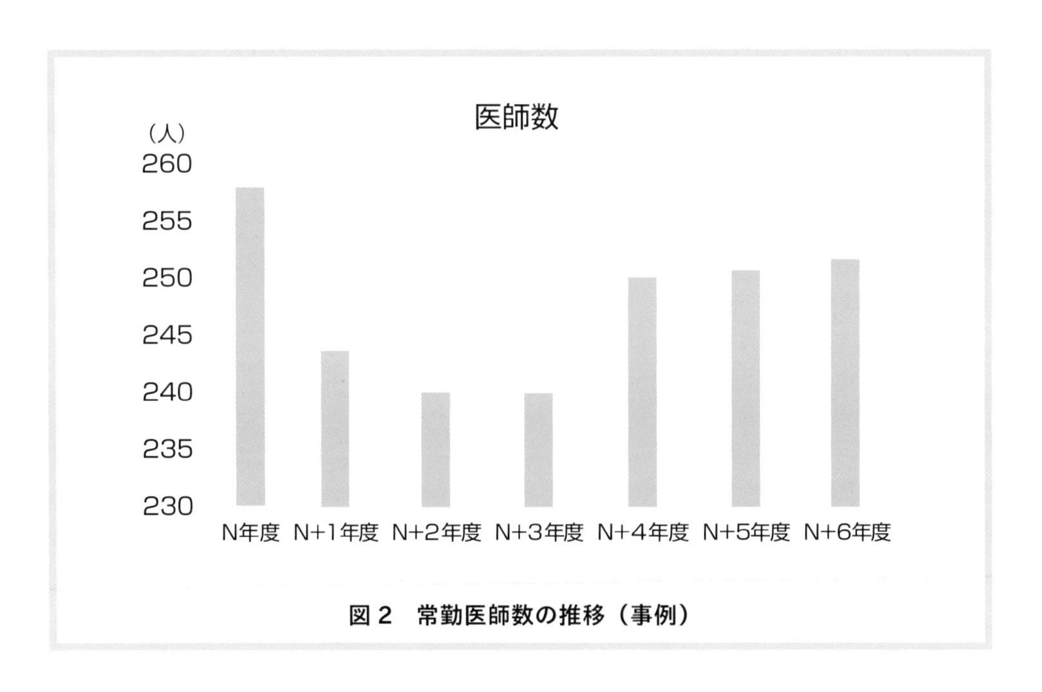

図２　常勤医師数の推移（事例）

その後も医師数の減少傾向は止まず，あわや「医師がいないから医師がいなくなる」という負のスパイラルに陥りかけたのですが，Ｎ＋３年度からＮ＋４年度にかけては純増に転じています．

筆者はこの病院の人事管理に直接携わったのですが，今振り返れば「医師数の減（主に退職増）と増（主に採用増）の要因」は概ね次のように整理することができると考えています．

<「減」の要因>

① 「理不尽な忙しさ」による消耗感

（例：コンビニ診療，負荷のアンバランス）

この病院は千葉県東部の二次医療圏の中核病院でしたが，都市部とは異なり，近隣に同規模・同機能の病院が無いためにほかの医療機関の紹介を経ない患者も多く，大病院としての機能分担や医療連携が進みにくい状況にありました．

このことは若い医師たちにとっては「あらゆる症例が経験できる」との声があった半面，「忙しいのはかまわないが理不尽な忙しさには耐えられない」という不満を招くことにもなりました．

また，救急科とほかの診療科との協力体制に対する不満の声も聞かれ，ほとんどの医師はきわめて献身的に医業に従事していたものの，「負荷のアンバランスには耐えられない」という声も多く聴かれました．

② 身近に指導してくれる先輩医師が居ない

（例：指導を仰ぎにくく，相談もしにくい）

この病院は全国有数の研修指定病院であり，初期臨床研修医の採用選考には毎年定員の２倍以上の応募があり，いわゆる「フルマッチ（第一希望者の採用）」を継続的に記録していました．

ただ，その一方で臨床研修後も引き続き勤務し続ける医師の割合が低く，指導的立場の医師不足に悩んでいました．「身近に（あまり年次が離れていない範囲に）指導的医師がいないから（自分は辞める）」という声も多く聴きました．

また「（同じ診療科の）ほかの医師が辞めるから（自分ひとり残されるのは大変だから）自分も辞める」という言い方をする医師もおり，まさにこの病院は一時期，「医師がいないから医師がいなくなる」という負のスパイラルに陥りかけていたのです．

③　キャリプランとライフプランのターニングポイント
（例：もともと長く勤務するつもりはない）

この病院ではプロパー（研修医からのたたき上げ）の医師たちが，地域医療に献身するという精神文化を担っていましたが，多くの若い医師はそこに自分の経験を積む場としての意義以上のものをあまり見出し得ていない様子でした．

この病院のような，少なくとも研修医にとっては最高の研修環境にある病院で，臨床研修をおこなうこと自体が目的化している様子であり，臨床研修過程を修了してなおこの病院で働き続けることへの動機付けは，あまり強く感じられませんでした．

またこの病院は東京駅から特急電車でも片道１時間４０分かかる５万人規模の地方の自治体にあり，近隣には医師の家族が希望するような住居も進学校もなく，子供の成長とともに各々のライフプランにもとづいて転出するのが基本モデルでした．

<「増」の要因>

これに対する主な施策は次のとおりです．

①　「理不尽な忙しさ」の軽減，負荷と手当のバランス
（例：診療制限，繁忙手当）

近隣に急性期病院がなく，あらゆる症状の患者がこの病院に集中する中で，とくに救急外来の適正化を図るための患者負担額の改定がおこなわれました．また，とくに繁忙を極める診療科には繁忙手当を支給するなど，負荷と手当のバランスを図りました．

ただし，各科の繁忙状況を把握し，法定の基準をクリアしつつ，「時間に応じた手当」でなく「負荷に応じた手当」となるよう工夫しました．給与も各科の部長レベル以上には「年次に応じた給与」でなく「貢献に応じた給与」（年俸制）を導入しました．

②　専門性を高める機会
（例：豊富な症例，先進的な医療機器，研修・研究支援）

若い医師にとってはこの病院のような「忙しさ」は，それが理不尽なものでなければ，不満の要素にはならず，かえって症例の豊富さや，創設以来の黒字経営を背景とした財政上の自由度と先進的な医療機器の充実等が動機付け要因になっていました．

またとくに初期臨床研修医からは全国トップレベルの人気を得ており，臨床研修センター主導で，各診療科における後期臨床研修修了後の研修体制の拡充の取り組みがおこなわれました．

さらに海外留学希望者の支援（留学のための休職や一定の費用補助），臨床研究を支援する組織体制（診療技術部門と事務部門から人員を割愛して臨床研究支援センターを立ち上げ）を整えました．

③　指導的立場の医師の採用

（例：サーチ＆スカウト型で指導的医師を採用）

この病院には学閥が無く，全国の大学から出身者を集めてはいましたが，それでも従来型の医局人事の枠内では医師不足に対応できず，トップによる採用活動やＯＢ人脈による採用活動に加えて，民間の医師紹介業者を介した採用にも注力しました．

ただし，従来のような，あらかじめ登録された候補者の中からの紹介と応募を待つ方式ではなく，特定の紹介業者と，この病院への紹介に特化した委託契約を結び，未登録の指導的医師に積極的にスカウトをかけるという方式を採用しました．

これによっていくつかの主要診療科にトップレベルの医師を採用でき，「良い医師がいないから良い医師が辞める」というマイナススパイラルから「良い医師がいるから良い医師が集まる」というプラススパイラルへの転換の契機がつかめました．

医局にも属さず，人脈もない医師を外部から招へいすることには当初は院内から不信・不安感がありましたが，従来の医局頼み・診療科任せを脱して経営主導で医師採用の実績を示すことで院内の信頼と求心力を得ました．

なお，上記の方式では，どうしても高額の給与提示が必要となり，従来の年次制の給与水準との乖離は必然ですので，診療科の部長レベル以上に年俸制を導入して，年次はでなく病院への貢献度に応じた給与を支給できるしくみにしました．

④　住環境の改善

（例：医師専用マンションの新築など）

「病院の宿舎だから古くて当たり前」という感覚は，少なくとも近年の医師の採用には全く通じず，この病院が敷地内に新築した医師専用マンションは，医師の採用において絶大な効果を発揮しました．

この病院ほどの大規模な病院で，創設以来の健全経営・健全財政であったからこそ実現できたこととはいえ，医師の採用にあたっては，居住環境の整備改善は勤務条件や給与条件に匹敵する決定要因となることを痛感しました．

⑤ その他勤務条件の改善

（例：病児病後保育，子育て医師の柔軟勤務等）

この病院には既に院内に保育所がありましたが，子どもたちが急に発熱したような場合には対応できなかったため，女性医師からの要望をふまえ，産婦人科や小児科の医師等の協力を得て院内に小規模ながら「病児病後保育室」を設けました．

その他，制度としてではなく，子育てをおこなう女性医師の個別の事情に応じて，所属診療科の理解と協力を得て，宿日直の免除や短時間勤務など，柔軟な勤務をおこなえるように調整しました．

⑥ 医師採用活動そのものの強化・改善

（経験的「医師採用八則」）

筆者が入職して医師の採用に本格的に取り組むまでは，この病院でも医局頼み，診療科任せ，紹介待ちの採用活動しかおこなわれていませんでした．筆者が在職中に医師の採用活動を通じて得た経験則は次のとおりです．

1．クイックレスポンスは必須要件（ノーレスポンスは絶対ＮＧ）

およそ採用活動において候補者の質問や要望に対する「クイックレスポンス」は必須要件．「引く手あまた」の医師の採用活動においてはなおさら．

2．トップ自ら「本気で採りに行く」覚悟と行動が必要

理事長でも病院長でも診療科トップでも良いが，「応募者を待つ」のでなく，「自ら全国へ出かけて行って直接会って採ってくる」というスタンスが必要．

3．採用側の都合や視点より相手（候補者）の都合や視点を優先

たとえば給与や勤務の条件で病院側の事情を優先していてはいつまでたっても話が合わない．候補者の要望に沿って院内のルールやしくみを変えることも必要．

4．病院トップ，診療科トップと医師採用担当者は常時直結

医師採用担当者はいつでも病院トップや診療科トップとホットラインでつながっていて，クイックデシジョンを引き出せないと候補者を採り逃がす．

5．医師採用のそろばん勘定

医師一人あたりの期待収益は年間約１．２億円．旧来の医局人事や採用ルートに限らず，医師の採用に対する思い切った投資が必要．

6．狭義の「採用」業務だけで人は採れない

医師にとって「働きがいのある，働きやすい」病院や診療科になっているか．給与や勤務だけが決定要因でもない，医師の思いに沿った改革が必要．

7．候補者にも紹介会社さんにも「選ばれる（優先順位の高い）」病院に
　候補医師一人あたりの候補病院数は２０病院程度．その中から見学・面接に来てもらえる病院が３～４病院．あの手この手で優先順位を高める努力と工夫を．

8．その一方で「選別の眼」を持つ
　いくら医師不足だからといっても，「問題医師」を採用してしまっては元も子もない．「半数は選考で落とす」程度の選別眼が必要．

（3）医師は「不足」しているのではなく「偏在」している．

　個々の病院から見れば医師が「不足」しているように見えますが，日本全国を見渡せば，厚生労働省の調査のとおり，少なくとも絶対数では，医師は「不足」しているのではなく地域や診療科によって偏在しており，この偏在を脱却することが現実解です．

「地域的偏在（都市への集中）」についていえば，医師が地方での勤務をためらう理由のひとつは，家族を含めた生活環境や住居環境への不安であり，このことは，地域性のせいにせず，病院単独の努力で何とかできることもあるはずです．

「診療科の偏在」についていえば，地域によって，一方で不足している診療科が他方では潤沢であるケースがあり，大学医局への依存と偏在，地域への依存と偏在を脱却し，病院の採用活動の範囲を全国に広げるべきです．

　また今後「医師の働き方改革」への取り組みが「医師の偏在」を解く鍵になります．医師にとって「働きやすく，働きがいのある職場づくり」が，病院トップ，診療科トップのリーダーシップとマネジメントのもとでおこなわれているかどうかです．

　医師にとって「働き方規制」でない「働き方改革」，即ち「働きやすく，働きがいのある」「内在的・体質的に採用力の高い」病院づくりは可能です．そうすることで「良い医師がいるから，良い医師がくる」というプラススパイラルに転換できます．

（4）看護職の「定着と確保」の取り組み事例

下図は同じ病院におけるＮ年度からＮ＋６年度までの，各年度期首における看護職数の推移を示したものです．Ｎ＋２年度までは順調に伸びていた看護職数が，Ｎ＋４年度に減少に転じました．退職者数も増加傾向でした．

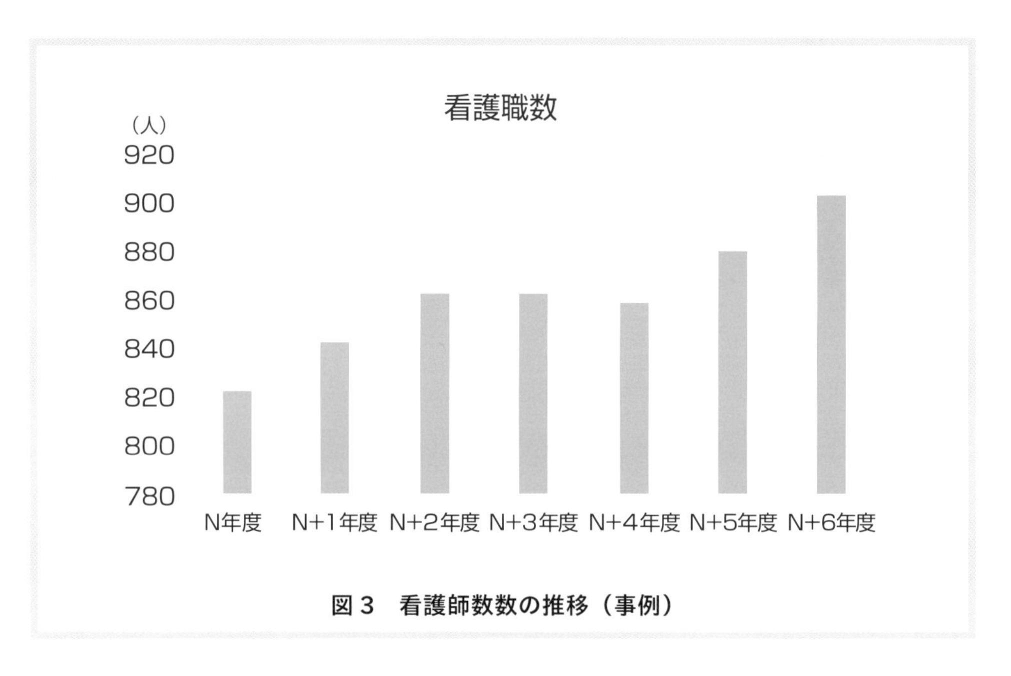

図３　看護師数数の推移（事例）

これに対して，この病院ではさっそく，病院長をリーダーとし，医師・看護職・事務局のメンバーで「看護職の定着･確保対策プロジェクト」を立ち上げ，諸施策を講じた結果，退職者数は下表のとおり減少し，在籍者数は再び純増に転じました．

表１　看護職の退職理由別退職数の推移（事例）

理　由	N+2 年度	N+3 年度	N+4 年度	N+5 年度
他病院へ	28	29	15	8
自己都合	11	8	6	0
帰省・転居	9	6	11	8
育児・介護・家庭の事情	2	5	3	8
結婚・夫の転勤	9	8	10	7
体調不良・体力低下	0	1	1	6
通勤困難	0	0	1	3
進学・留学・転職	1	2	4	1
定年・契約期間満了等	6	10	8	10
計	66	69	59	51

この間プロジェクトで検討し，講じた施策は次の表のとおりです．

表２　看護職の定着と確保のコスト・効果・評価（事例）

対策名	内　容	コスト	効果（～名確保）	効果	評価
① 紹介会社を使った採用	紹介会社より採用 紹介料金は年収２０％程度	大	Ｎ＋４年度　１６名採用 Ｎ＋５年度　１６名採用 うち６ヶ月以内の離職３名	大	A
② 看護補助職の増強	看護補助員を採用	大	３１名採用 在職Ｎ＋５年２月より看護補助体制加算２５対１ １０月より夜間急性期看護補助体制加算算定	大	A
③ 看護職給与改定	新卒者初任給ほかベースアップ	中	新卒初任給の引き上げ， 師長層のベースアップ	小	C
④ 優秀層の 育成・昇格・昇給	人事評価による昇格および昇給 認定看護師等取得推奨	中	Ｎ＋６年度 認定看護師２２名（３名増）　特定看護師２名（１名増）	小	C
⑤ 退職希望者との 個別面談	師長との面談を実施 働ける方法（勤務時間や部署異動など）を相談し柔軟に対応する	小	９月末退職意向調査での退職希望５４名→４４名へ 臨時雇用・夜勤専従へ　４名 退職延期　老人ホーム異動など	大	A
⑥ 奨学金制度	①金額 　大卒１０万・その他４万 ②上限人数 　各卒年２０名	大	Ｎ＋５年度申請者３８名 （うち大卒３５名）	大	A
⑦ 看護局 HP リニューアル	スマートフォンで必要な情報が見やすいようにした	中	スマートフォンサイトで専用申し込みフォームを増設したため，ホームページからの見学・インターンシップ申し込みが増加した（１２５名）	中	B
⑧ 看護職募集 パンフレットの 刷新	学生が知りたい情報と当院がアピールしたい情報を載せてリニューアルする	中	ブランディングを強調したパンフレット	中	B
⑨ 保育状況の改善	①院内保育園 通常保育月額 20,000 円 （2 人目以降 15,000 円） 一時保育 1 回 1,000 円 ②病児保育室　利用料無料	大	保育士２名体制 （有資格者の看護補を異動）・病児保育定員を３名→４名に増やし昼食の提供を開始	中	B
⑩ 高校生向けの 職場体験	高校生に向けた職場体験を実施し，高校生の時点で当院への就職に興味を持ってもらう	小	Ｎ＋５年度６日開催 のべ１４８名参加 当院看護学校受験，奨学金について問い合わせ複数あり	中	B
⑪ やる気のある職員にやりがいを持って仕事をしてもらう	やりがいを感じながら業務を遂行できる職員をリーダーに据えて，他の職員もやりがいを持ち業務できる環境を作る	小	やりがい度＋満足度調査を実施してその結果を職場改善にフィードバック	中	B

・各施策の補足説明

①　この病院には附属看護学校があり，本来ならその卒業生だけで必要な看護職数を充足できれば理想的なのですが，退職率が１０％超ともなるとそれも叶わず，紹介業者さんの力に頼ることになりました．

②　医師や看護職の「理不尽な負荷」を軽減するために，医師については「医師事務作業補助職」を，看護職については「看護補助職」を採用したことはいずれもたいへん効果的でした．

③　看護職は母数が大きく，その給与改定は，病院全体の給与費増に直結するので，主に新卒者の初任給や，看護師長級の昇給を重点的におこないました．新卒者の初任給を院外に訴求し，同時に看護師長級の「不満」を緩和するためです．

④　看護職については「クリニカルラダー制度（スキル認定制度）」と「目標管理制度」を導入しており，優秀層については年次をある程度無視して高い処遇をしたのですが，少なくとも優秀層の引き留め効果はあったものと自己評価しています．

⑤　看護職の退職率は全国平均で１０％を上回りますが，この病院でも同程度でしたので「退職率１０％未満」を目標に，看護局長のリーダーシップの下に「退職希望者へのカウンセリング」をおこない，諸施策に反映しました．

この間，退職者数は前掲図表のように６６名から５１名に減少しましたが，理由別に見ると「他病院へ」または「自己都合」を「表面的な理由」としていた退職者が大きく減少していることが注目されます．

⑥　この病院の看護学校は３年制でしたので，院外の４年制の看護学生への奨学金の貸与は効果がありました．親元や本人に，「奨学金を受けながら４年制に通えてこの病院に就職できる」というモデルを提供できたと思います．

⑦　採用のためのホームページがスマートフォン対応でなく，内容も応募学生への訴求力にやや欠けるものでしたので，多くの若い先輩看護職に登場してもらうなどしてアクセス数を増やしました．

ホームページ作成のポイントは，随時更新可能なシステムであること，院内の「良い点」の院外視点からの自己認識と院外への積極的開示をおこなうこと，可能な限り先輩職員を多く登場させて応募者に語りかけることです．

⑧　紙媒体の採用案内もリニューアルしました．若い先輩看護職から応募者の悩みや疑問や期待に応えるメッセージを多く掲載し，「成長できる環境」をアピールできたと自己評価しています．

⑨　医師の採用の項でも紹介したとおり，この病院には院内保育所はありましたが，「病児・病後保育」の対応ができていませんでしたので，関係診療科の医師や保育士有資格者の協力を得て，院内に「病児病後保育室」を設置したのは好評でした．

⑩　高校生向けの職場体験プログラムも，近隣の高等学校や，院内の協力を得て実施し好評でした．看護職だけでなく，医師や医療技術職を目指す高校生にとって，有効なオリエンテーションになったはずです．

⑪　以前は看護師長自身が「勤務と給与への不満」を公然と口にする場面があったので，優秀層の看護師長級への昇任を早め，その給与を引き上げるなどして，組織マネジメントを意識した「言動や態度」を示してもらうように誘導しました．

（5）「看護職の定着と確保プロジェクト」の進め方

以上はあくまでひとつの病院での取り組み事例ですが，その後，筆者は「看護職の不足」に悩む別の病院でも「看護職の定着と確保」プロジェクトを支援することとなり，以下のような教訓を得ました．

①「人が退職するから人が退職する」というマイナススパイラルに陥る前に病院トップが変化と危機にいち早く気づき，手を打つことが肝要．（先の病院では理事長や病院長が医師や看護職の退職動向の変化にいち早く気づき，対応を指示した．）

②　看護職の退職希望，退職動向の把握は常時１年前からおこない，退職希望につながる不満や問題はないか，特定の病棟や年次で退職率が突出していないか，など看護部門任せにせず，人事部門が把握して問題と対策を病院トップに提示することが肝要．

③　対策プロジェクトは病院トップのリーダーシップで組織横断的かつ職種横断的に．
施策には相当の出費（投資）が伴うので，経営レベルの意思決定が必須．それ以外はプロジェクトで決定＆実行すること．

④　プロジェクトとしてのＫＰＩ（目標値＝Key Performance Indicator）を掲げ，定期的（毎月１回）かつ継続的（１年以上）にＰＤＣＡ（Plan-Do-Check-Action）を廻すこと．
（たとえば「年休取得日数平均１０日以上」「退職率１０％未満」など．）

⑤　諸施策は必ず文書化（言いっぱなしにせず，他責化せず，自ら実行可能な具体策に落とし込む）し，一覧化（人も時間も費用もかかる施策が多いので，有効な施策を最適に組み合わせ，予算化し，費用対効果を検証）しながら進めること．

⑥　同じ「不満」でもそれが「退職」に結びつく場合（個人や職場）もあり，結びつかない場合（個人や職場）もある．看護職の「不満」をそのまま「退職」に結びつけないために「不満をマネジメントする」ことが必要．

（6）看護職場のマネジメント改善による看護職の「定着と確保」

別の病院においても，採用年次によっては退職率が１５％を上回るなど退職者が急増し，在職者の負荷が増加して，休暇も十分に取れず，リフレッシュできないという不満が募り，それが退職者の増加につながる，というマイナススパイラルに陥っていました．

さっそく病院長に「看護職の定着と確保プロジェクト」の立ち上げを宣言していただき，その一環として退職希望者へのヒアリングと，看護主任および看護師長による看護職場の人事労務マネジメントの改善向上に取り組みました．

筆者は「同じ不満でも退職につながる人（職場）とつながらない人（職場）がある」という点に注目して，下記のような「不満のマネジメント」を提唱し，またこれを含む看護師長や看護主任による職場の人事労務マネジメントの改善を求めました．

① 「不満のマネジメント」の考え方

1）２４時間３６５日応需の交替制勤務が，看護職の働き方そのものであり，そのこと自体に起因する「不満」は本質的・根本的に解消しようがない．

2）どんな病院でも人員配置は限られており，母性保護と子育支援を実現するために実稼働率が限られるのは当然．

3）上記を前提にすれば，たとえば「思うように休暇が取れない」という不満は「可能なかぎり計画的・予定的・協力的に休暇を取る」以外に現実解はない，

4）不満の要因をただ他責化するだけでは何も解決しない．その要因を選択した本人たち自身が自責化し，協力的に動く以外に不満は解消しない．

5）「不満要因を無くす」ことに着目・注力しすぎず，モチベーション要因の強化やコミュニケーションの改善（相談しやすい職場づくり）も基本的な課題．

6）改善のキーパーソンは主任や師長であって，主任や師長自身が「不満分子」になっていては問題は決して解決しない．

7）対人的なマネジメント（とくに職員間とのコミュニケーションを通じて動機付け，成長を支援する力）のブラッシュアップを図ることも共通課題．

② 看護師長のマネジメントスタイルについて

ある病院ではプロジェクト期間中に，看護部長が交替し，そのマネジメントスタイルは，Ｐ型（成果優先型）からＭ型（心情優先型），さらにＰＭ型（両者バランス型）へと大きく変わり，部内のマネジメントスタイルの主流も大きく変わりました．

＊ マネジメントスタイルについては「産業心理学」（宮城まり子著，培風館）参照．

職員の「不満」に耳を傾けながら，それを諸施策に反映させることは大事ですが，それに重点を置きすぎず，併せて職員の「意欲」を喚起するバランス型のマネジメント（不満を退職に結びつけないマネジメント）が「看護職の定着と確保」の鍵です．

看護師長・主任・リーダーたち自身を「不満や要求の発信源」にしてはならず，その日常的な言動や態度が，部下の不満をマネジメントするマインドとスキルに満たされていなければなりません．

（7）大病院のマネをしなくても人は集まる

① 新卒者が就職先に求めるものを知る．

多くの調査によれば，新卒者の就職先選択基準の順位は以下のとおりです．どのひとつをとっても「病院が対応できない」要素はなく，また「大病院でなければ対応できない」要素もありません．

第１位：社会貢献度の高さ
第２位：職場の雰囲気が良い
第３位：仕事内容が魅力的

② 病院のビジョンとミッションを明確にする．

むしろ，医療機関は規模の大小にかかわらず，上記の応募者の第１位の希望を実現できる就職先の筆頭です．まずは病院自らが，「どのような社会的目的や社会的価値を実現しようとしているか？（ビジョンとミッション）」を内外に鮮明にすべきです．

医療は病院単体で考える時代ではなく，地域全体で考える時代です．また，病院「数」の淘汰は時間の問題です．病院自らが地域社会の中で何を選択し，何に集中しようとしているかという市場性や戦略性や方向性を内外にアピールすべきです．

③ 先輩職員自身の言葉で伝える．

第２位の「職場の雰囲気が良い」も第３位の「仕事内容が魅力的」も，少なくとも採用のホームページに各職種の先輩職員を多く登場させ，「職場の雰囲気」や「仕事内容」がリアルに伝わるよう・分かるように最大限の努力と工夫をすべきです．

「職場の雰囲気」や「仕事が魅力的」とは，「職場や仕事が，コミュニケーションの促進要素とモチベーションの向上要素に満たされているか」であり，「職場の先輩たちが現実的・日常的にどのような思いや態度でどのような仕事をしているか」です．

先輩たち自身が「仕事がしやすく，やりがいがあると感じているか？」「仕事を通じて自分が成長できるか？」「仕事上の相談もしやすく，支援も受けやすいか？」です．
それを先輩たち自身の言葉で訴求し，職場説明や職場見学に誘引すべきです．

④「働き方改革」への取り組みをアピールする.

また,「働き方改革」に対する取り組みと成果も大いにアピールすべきです. 時間外勤務縮減や年次有給休暇取得の取り組みと成果を含めて, 病院全体が「働きやすい, 働きがいのある職場づくり」にどのように取り組んでいるかをアピールすべきです.

(8)「採用ミス」を防ぐには…

① 採用選考プロセスの見直し

採用数をいくら増やしても「採用ミス」をしていては困ります. 問題は, 新規に採用した職員の資質・能力・適性・意欲・意識の問題であり, コミュニケーションや協調性の問題ですが, 同時に採用選考する側の問題です.

少なくとも下掲のような「採用選考シート」を面接選考の際に使用して, 少なくとも複数の面接官の目線合わせと評価ミーティングをおこない, 面接選考段階における「採用ミス」を防ぐしくみづくりと努力をすべきです.

様式 1_ 採用選考シート
(「病院の働き方改革」https://www.hrms-jp.com/hatarakikata/ から入手できます.)

とくに,「資質適性」においては「未成熟性」や「パーソナリティーの偏り」,「能力適性」においては「ＥＱ（Emotional Intelligence Quotient 感情を上手くコントロールする能力)」やコミュニケーション能力などに問題がないかがチェックポイントです.

＊「ＥＱ」については「ＥＱ～こころの知能指数」(ダニエル・ゴールマン著, 土屋京子訳, 講談社, 1996 年). また「採用選考シート」中の「指向適性」については「産業心理学」(宮城まり子著, 培風館, 2009 年) 参照.

医師や看護職等の病院職員に限らず, 上記のことはあらゆる事業の採用選考において一般的･共通的にいえることであって,「採用後の育成（成長の促進）ではどうしようもない」要素を見逃さない選考が必要です.

② 面接選考のＮＧ事例

配属職場からの「採用ミス」のクレームで最も多いのが「コミュニケーション能力の不足」ですが, 筆者の目から見ると, 採用面接自体に「コミュニケーション不足」の例も少なくありません. 以下に「面接選考のＮＧ事例」を列挙します.

1) 候補者が極度に緊張したまま終わる面接
候補者が極度に緊張してほとんどまともなやりとりができないような面接で採否を速断してはなりません.「面接自体が成り立っていない」からです.

様式１_採用選考シート（1/2）

採用選考シート	本人氏名	面接者氏名

＜自由記入欄＞

Ⅰ　当該（職種への）応募の理由は明確で説得力があるか？

質問例）応募の理由は何ですか？　／　それはなぜですか？
質問例）どのような仕事をしたいと考えていますか？　／　具体的には？　／　それはなぜですか？
質問例）そのために今までやってきたこと（勉強や活動）はどんなことですか？

Ⅱ　職務遂行に必要な能力や指向を備えているか？

質問例）日ごろはどんなこと（勉強・活動・余暇）をしていますか？
質問例）今までどのようなことに興味を持ち、取り組んできましたか？　／　具体的には？
質問例）今後はどのようなことを学んで行きたいと考えていますか？　／　どのようにして？

Ⅲ　組織や企業において好ましいパーソナリティーや社会性を備えているか？

質問例）自分自身のパーソナリティーをどのように認識していますか？　／　それはなぜですか？
質問例）対人関係で留意していることはどんなことですか？　／　どんな場面にどう対応しますか？
質問例）今まで最も「驚いたこと」「嬉しかったこと」「辛かったこと」「頑張ったこと」…は？

Ⅳ　その他申告事項／懸念事項等

様式 1_ 採用選考シート（2/2）

予定職種	記入日

＜評定記入欄＞

Ⅰ 資質適性（成熟性とパーソナリティーの偏り）

□受動的 □依存 □単純な行動 □浅く移り気な興味 □短期的展望 □従属的 □自己認識の欠如	⇔ ⇔ ⇔ ⇔ ⇔ ⇔ ⇔	□能動的 □独立 □多様な行動 □深く強い興味 □長期的展望 □対等または優越 □自己発見と統制	未成熟	<<< << < 0 < << <<<	成 熟
□非統合的で奇妙な言動 □社会的関係からの遊離 □妄想的な不信感や疑心 □他者の無視または侵害 □感情の不安定や衝動性		□演技的で過度な情動性 □自己愛的で誇大妄想的 □困難や他者からの回避 □他者への依存や従属性 □自己強迫的な完璧主義	懸念大	>>> >> > 0 > >> >>>	懸念小
S：適性きわめて高い、A：適性やや高い、B：ふつう、C：適性やや低い、D：適性きわめて低い					

Ⅱ 能力適性

IQ	□理解力　□思考力 □判断力	低	<<< << < 0 < << <<<	高
EQ	□自分の情動を知る　□感情を制御する □自分を動機付ける　□他人の感情を認識する □人間関係を上手く処理する	低	<<< << < 0 < << <<<	高
TQ	□募集職種に求められる専門性	低	<<< << < 0 < << <<<	高
SQ	□積極的傾聴と肯定的受容 □相手の言いたいことを理解する □適確に表現する（言う、書く、描く） □相手の疑問や興味に訴求する □相手の発言を促し、議論を進める □相手の感情に気づき、受容する □相手の立場や利便を尊重する	低	<<< << < 0 < << <<<	高
S：適性きわめて高い、A：適性やや高い、B：ふつう、C：適性やや低い、D：適性きわめて低い				

Ⅲ 指向適性

□Realistic 現実的　□Investigative 研究的　□Artistic 芸術的 □Conventional 慣習的　□Social 社会的　□Enterprising 企業的			
組織的活動へのかかわり	□指導的　□補助的　□専門的		
募集職種への指向性	弱	<<< << < 0 < << <<<	強
やりたいこと・できること・期待されること・やってきたこと・やっていることの重なり	小	<<< << < 0 < << <<<	大
S：適性きわめて高い、A：適性やや高い、B：ふつう、C：適性やや低い、D：適性きわめて低い			

Ⅳ 行動適性

誠実性	□真摯性、□規律性、□信頼性	低	<<< << < 0 < << <<<	高
協調性	□受容力、□協働性、□指導性			
責任感	□自律性、□自責性、□実行力			
S：適性きわめて高い、A：適性やや高い、B.ふつう、C：適性やや低い、D：適性きわめて低い				

Ⅴ 総合評価

S：ぜひ採用したい A：採用しても良い B：どちらとも言えない C：あまり採用したくない D：採用不可
コメント

2) 候補者があらかじめ用意してきた「台本」を読み上げるような面接
「志望動機は何ですか？」という質問に，「待ってました」とばかり，暗記してきた「台本」を滔々と読み上げるように答える人がいたら要注意です．

3) 話がかみ合わない面接
相手の発言を傾聴し，その意図を理解し，簡潔明瞭かつ親切丁寧に応答するという最低限のコミュニケーション能力にさえ欠ける人を見過ごしてはなりません．

4) 候補者がＹＥＳ－ＮＯしか言わない面接
面接官がほとんど一方的にしゃべり過ぎ，候補者の発言がほとんどなく，「はい」か「いいえ」としか言えないような面接はＮＧです．

5) 候補者の適性を本人に聞くような面接
候補者の「協調性」を判定するのに，「あなたは協調性がありますか？」という質問はＮＧ．せめてパーソナリティーの自己分析を問うべきです．

6) 採否のはっきりしない面接
候補者の能力や適性について面接官が「どのような心証を形成したか？」「採否判定のための十分な心証を形成したか？」「採否いずれと判断するか？」を明確に．

7) 「気になる点」をそのままにしてしまう面接
面接の場で「感じたこと」や「気になる点」に優る感度はペーパーテストでは得られません．面接官どうしで「感じたこと」「気になった点」を共有化してください．

8) トレーニングやミーティングのない面接
面接官が自分の部下として新規採用者を受け入れた成功経験と失敗経験をふまえて，面接選考で候補者のどのような点に着眼すれば良いかについて共有化してください．

③ 採用における「自己認識」の大切さ

筆者の私見ですが，採用選考で何が「合格」の決定的な基準となるか（基準とすべきか）といえば，それは「自己認識の適確さ」だと思います．つまり，候補者が自分自身の能力や適性や指向を対自的・客観的に評価して説明できるかどうかです．

④ 「面接法」より「観察法」

候補者をグループ分けして何らかのテーマを与えてお互いにディスカッションをさせて，その様子を下掲イメージの「グループディスカッション評定表」を用いてコミュニケーション力や協調性を観察・評価することも有効です．

様式 2_グループディスカッション評定表
（「病院の働き方改革」https://www.hrms-jp.com/hatarakikata/　から入手できます．）

様式 2_グループディスカッション評定表

グループディスカッション評定票		評定者氏名
実施年月日	受験番号	受験者氏名

必須評定項目	着眼点	評定
基本的なコミュニケーション能力	1. 他者の意見を傾聴し、意味や意図を的確に捉えているか 2. 自分の意見を分り易く伝え、理解を得ているか 3. 議論の動向をふまえ、適時適確な発言をしているか 4. 他者の意見と自分の意見をかみ合わせて会話しているか 5. 意見の対立を克服してwin-winの合意を形成しているか	a. 優れている b. やや優れている c. ふつう d. やや劣る e. 劣る
積極性	1. 自由な発想と豊富な知識をもとに活発に発言しているか 2. 他者の質問や提案に当意即妙の応答をしているか 3. ディスカッションをリードする発言や提案を行っているか 4. 反対や対立に臆せず自分の意見を主張しているか 5. ディスカッションの活性化に主体的に参加しているか	a. 優れている b. やや優れている c. ふつう d. やや劣る e. 劣る
自己コントロール	1. 冷静かつ温厚な態度でディスカッションに参加しているか 2. 自分の感情を上手くコントロールしながら発言しているか 3. 相手の感情に配慮しながら発言しているか 4. 対立や反対には、冷静かつ適確に対応しているか 5. 自分の都合よりグループの円滑な運営を優先しているか	a. 優れている b. やや優れている c. ふつう d. やや劣る e. 劣る
責任感	1. 自分の発言や行為に最後まで責任を持っているか 2. 真摯で誠実な態度や言動により信頼感があるか 3. グループのために自分の役割を果たそうとしているか 4. 安易に諦めたり他責化せず、成果を出そうとしているか 5. 反対に安易に妥協せず、自分の意見を主張しているか	a. 優れている b. やや優れている c. ふつう d. やや劣る e. 劣る
社会性	1. 他者の立場や意見を尊重しているか 2. 意見の対立や相違にも寛容な態度を示しているか 3. 広く共感や理解や支持を得ようとしているか 4. さまざまな意見の共通点を見出しまとめようとしているか 5. グループの親和性を高め、良い雰囲気作りをしているか	a. 優れている b. やや優れている c. ふつう d. やや劣る e. 劣る

選択評定項目			
選択評定項目	プラス評定項目	□ リーダーシップを発揮している □ 本質的課題をわきまえている □ 発言や提案に説得力がある □ アイデアが豊富で独創的 □ その他（	□ 反応が俊敏で怜悧 □ バランス感覚や視野の広さがある □ 論理的な思考力·表現力を発揮 □ 現実的かつ合理的な発想や提案 ）
	マイナス評定項目	□ 追従型で主体性を欠く □ 枝葉末節に拘り本質を見失う □ 発言や提案が説得力に欠ける □ アイデアが貧困でひとりよがり □ その他（	□ 反応が遅く鈍い □ 意見が極端で視野が狭い □ 発想や発言が非論理的 □ 発言が抽象的で現実味がない ）

総合判定		
総合判定	a. ぜひ採用したい b. 採用してもよい c. どちらとも言えない d. あまり採用したくない e. 採用したくない	（理由：職務への適格性をふまえて判定して下さい。）

（9）「採用ミス」に気づいたら…

① 「試用期間中」に「何とかする」こと

就業規則には「試用期間の定め」があるはずですから必ず確認してください．多くの企業や病院では「試用期間は３か月とする」と規定されていますが，筆者が推奨するのは「試用期間は６か月とし，１年までの延長を可とする」という規定です．

判例では「試用期間中の解雇」についてかなり大幅な裁量権が使用者側に認められていますが，「採用ミス」に気づいてから下記のプロセスで仮に「解雇」に至るとしても，実務上少なくとも「６か月程度」の期間が必要です．

採用ミスに気づいたら人事部門と事実関係と状況認識を共有化する．
↓
本人の「自己認識」を促す．
↓
本人に「改善の指導」をおこない「改善の機会」を付与する．
↓
本人への指導の状況と本人の改善の状況を記録（５Ｗ２Ｈ）する．
↓
本人の改善の状況を評価し，人事部門や本人と共有化する．
↓
改善の指導や改善の機会を尽くしても改善の兆候が見られない場合には本人の自主退職に向けた合意形成を含めた話し合いをおこなう．
↓
上記の話し合いを尽くしても本人の自主退職に向けた合意形成ができない場合は，人事部門と協議して「試用期間中の解雇」のプロセスに移行する．

② 「試用期間後」に「何とかする」こと

試用期間後は，就業規則の解雇事由に該当しない限り，職場の「指導と育成」で何とかする以外にありませんが，「採用ミス」とされる本人側の「要素」には，「指導や育成」で何とかなる要素とそうでない要素があります．

問題が本人側にあり，それが職場の「指導や育成」で「何とかなる」要素に絞って計画的・持続的に「指導と育成」を尽くし，その経過と結果を記録し，人事部門との連携を絶やさないことが肝要です．

⇒　以降，「２ 育成」，「７ 退職管理と労務コンプライアンス」参照．

2 育成

人と組織の成長の促進

（1）組織的に仕事をする人たちの「成長段階」について

育成（成長の促進）の問題を考える際にまず，組織における人の成長段階を考える必要があります．病院に限らず，その構成員の成長段階（＝それぞれの役割と期待と評価のレベル）は，下記の6レベルに分けることができると筆者は考えます．

レベル６：大規模組織における組織マネジメント機能または相応の専門性を発揮

レベル５：中規模組織における組織マネジメント機能または相応の専門性を発揮

レベル４：小規模組織における組織マネジメント機能または相応の専門性を発揮

レベル３：指導レベル(方針的指示のもとに指導力を発揮しながら裁量業務を遂行)

レベル２：判断レベル(包括的指示のもとに判断力を発揮しながら判断業務を遂行)

レベル１：遂行レベル（具体的指示のもとに正確・迅速・丁寧に定型業務を遂行）

図4　組織的に仕事をする人たちの成長段階

・説明

レベル１は個別具体的指示のもとでの定型業務における「遂行力」の発揮，レベル２は一般的指示のもとでの判断業務における「判断力」の発揮，レベル３は方針的指示のもとでの裁量業務における「指導力」の発揮が役割・期待・評価のレベルです．

レベル４以上で求められる「組織マネジメントの機能」は以下のとおりです．また,「相応の専門性」とは，「それぞれの規模の組織を代表する程度の専門性」の意味であり，「専門性」とは，希少性×困難性×事業性です．

表3　組織マネジメントの諸機能

組織マネジメントの機能	内　容	レベル4	レベル5	レベル6
デシジョン	適時適確な判断をおこなう.	小規模組織で機能発揮	中規模組織で機能発揮	大規模組織で機能発揮
オリエンテーション	目標を適切に指し示す.			
モチベーション	人と組織を正しく動機付ける.			
エデュケーション	人と組織の成長を促進する.			
コミュニケーション	組織的な意思疎通をおこなう.			
エヴァリュエーション	人を適正に評価する.			
オーガナイゼーション	人と仕事を最適に組み合わせる.			
ＰＤＣＡ	仕事のマネジメントを適切におこなう.			
ソリューション	困難や課題を解決する.			
サクセッション	後継者を育てる.			

（2）看護職のキャリアステップについて

看護職の成長段階については次のとおりです．ある病院では，看護職の職位階層を下記のように6階層としました.

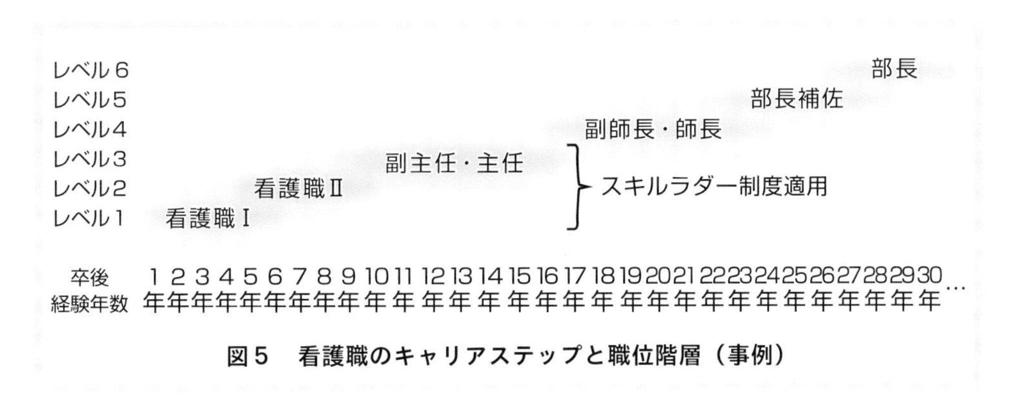

図5　看護職のキャリアステップと職位階層（事例）

また，看護主任以下には下記のような「新人＋4」の5ステップからなるスキルラダー制度を適用し，これをレベル1（遂行）～レベル2（判断）～レベル3（指導）という職位と成長（役割と期待と評価）の3レベルに対応させています.

表4　看護職のスキルラダー（事例）

ラダー	要　件	職　位
Step 4	専門領域の看護師として看護が実践でき，役割モデルになる.	レベル3
Step 3	チーム内でリーダーシップを発揮し，人間関係を調整できる.	
Step 2	看護過程をふまえた個別的ケアが実践できる.	レベル2
Step 1	基本的知識・技術を実践する.	レベル1
新　人	指導を受けながら基本的知識・技術を身に付ける.	

表５　看護職・スキルラダー役割・期待・評価の項目（Step １の事例）

項　目	内容（抄）
看護実践	①看護ケアに必要な基本的知識を活用できる． ②患者の全体像を捉えるため心理面・社会面でも情報収集できる． ③情報統合・問題抽出・問題関係を考慮して看護診断できる．
管　理	①病院の機能・看護部の理念に沿って行動できる． ②部署の目的・目標に沿ってチームメンバーとして協力できる． ③部署の特殊性と業務内容，業務目標と連動した自己目標を持つ．
教育・研究	①院内でおこなわれる研修に積極的に参加する． ②ケーススタディ，事例研究に取り組み，看護観を醸成する． ③院外研修や学会に参加して新たな見識を得る．
対人関係・倫理	①看護職としての基本的な態度を身に付ける． ②自分の感情・思考・行動を認識し，コントロールできる． ③自分の意見や考えを合理的な言動を通じて伝える．

（３）医師のキャリアステップについて

医師についてはほかの医療職種以上に，「卒後（資格取得後）の経験年数」が，成長段階を測る基準としても，処遇や報酬を決定する基準としても，少なくとも卒後１０年程度までは，最も妥当であるように思います．

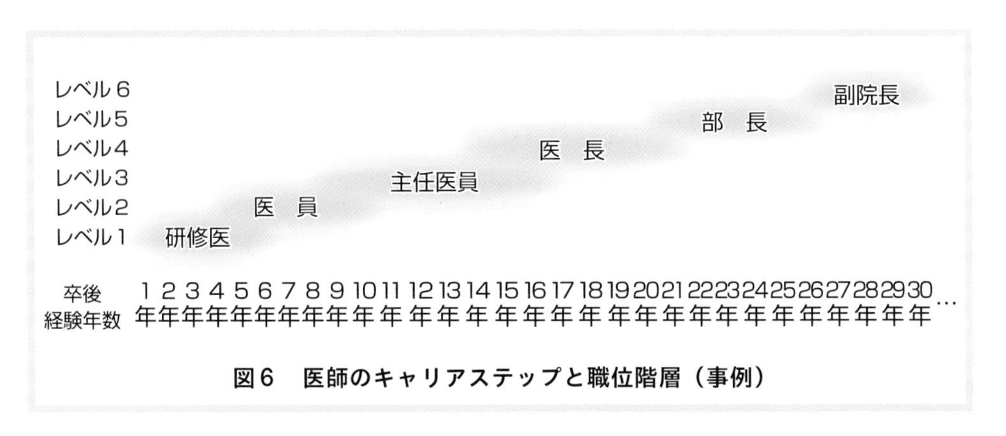

図６　医師のキャリアステップと職位階層（事例）

つまり，看護職のようなきめ細かなスキル認定制度は現実的には成り立ちにくく，それよりも「卒後（資格取得後）の経験年数に応じてスキルが向上する」ことを推定する（それに反する事実があれば個別に検討する）のがよいと思います．

ただし，キャリアステップの節目でのチェックは必要であり，この病院では，次表のように医師の行動および成果について目標および評価の指標を定めています．

表６　医師の行動および成果の目標および評価の指標（事例）

対象者	目標と評価の要素	１級～３級	対象者	４級以上
医師	行動	①患者・利用者を全人的に理解し良好な人間関係を構築している.	医師	①患者・利用者との信頼関係を構築している.
		②医療チームの一員として他職種の構成員と協力している.		②チーム医療を推進している.
		③患者・利用者が抱える問題を的確に把握して対応している.		③患者・利用者が抱える問題を総合的に解決している.
		④つねに医療事故の防止や院内感染の防止のために行動している.		④医療事故・院内感染の防止に貢献している.
		⑤症例掲示と討論，カンファレンスや学術集会に積極的に参加している.		⑤スキルの向上と共有化に努めている.
		⑥保健・医療・福祉の各分野に配慮した診療計画をおこなっている.		⑥最適な診療計画を立案・実行している.
		⑦医療倫理や関連法例をふまえた最適な医療を提供している.		⑦社会的にも経済的にも最適な医療を提供している.
	成果	①病院業績への貢献度		①病院業績への貢献度
		②医療の質への貢献度		②医療の質への貢献度
		③組織運営への貢献度		③組織運営への貢献度

（4）何が「人と組織」を成長させるのか

組織構成員の「育成（成長）」とは，上記のようなキャリアステップやスキルラダーをステップアップすることです．では，何が人の成長を促進させる（成長段階を押し上げる）のでしょうか？

① 仕事が人を成長させる

家庭教育や学校教育とは異なり，事業体では，いわゆる狭義の「教育研修」で「人が成長する」わけでは全くなく，あくまで「実務（現実の仕事を通じた試行錯誤や悪戦苦闘）」を通じて「人が成長する」のであると，少なくとも筆者は信じます．

また，家庭教育において両親が，学校教育において教師が，いわゆる「育成責任」を負っているのとも異なり，事業体において「育成責任」を負うべき第一人者は，本人自身であり，上司は「成長を支援する」機能と責任を負うにすぎません．

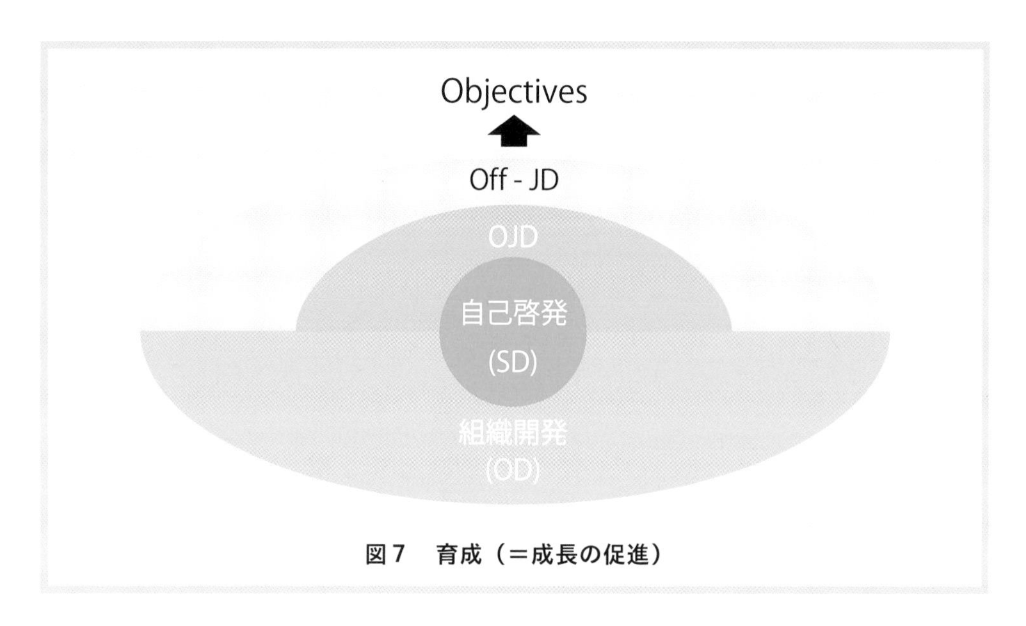

図 7　育成（＝成長の促進）

つまり，育成（＝成長の促進）の主体は本人自身，即ち SD=Self Development であり，その主な場面は OJD=On the Job Development（仕事を通じた成長）であって，Off-JD=Off the Job Development は，これらの補完手段です．

なお，Objectives は「こうありたい」「こうしたい」という動機付けの対象のこと，OD=Organization Development は「組織開発」の意で，企業や組織の制度やしくみやそれらの運用，風土や文化，モラールやモチベーションの改善向上をいいます．

②　上司による「指導」よりも上司による「支援」が人を成長させる．

1）部下自身は「育成」や「指導」を期待していない…．「育成責任」という言葉を聞くと，「上司は部下を管理監督し，指導育成するのが仕事だ」と思うかもしれませんが，現実には育成や指導が部下から期待されているわけではありません．

2）部下が上司に期待するのは「判断」と「責任」…．ちなみに筆者があるセミナーで「上司に最も期待する役割は？」と問いかけたところ，「判断（Decision）」や「責任（Responsibility）」が上位で，「育成（Education）」は最下位でした．

3）仕事の「しやすさ」と「やりがい」を向上するための支援…．部下の期待は仕事の「しやすさ」と「やりがい」の向上です．上司はおこなうべき判断をおこない，負うべき責任を負い，部下の仕事の「しやすさ」と「やりがい」を向上すべきです．

③ 新人には「目標管理」や「人事評価」より「観察と育成」が必要

新卒の新人が業務に追われて（自分を追い込んで）自殺した事件（電通事件）は，まだ人々の記憶に新しいことだと思いますが，「即戦力」とか「成果主義」の名のもとに学校を卒業したばかりの新人をそこまで追い詰めるのは全く間違いです．

少なくとも「正規雇用（長期育成型雇用)」を標榜するなら，採用後２年間は「観察・育成期間」に徹すべきです．その意味から筆者は従来から，下掲の「自己申告表・観察育成表」の活用を推奨しています．

様式 3_ 自己申告表・観察育成表

(「病院の働き方改革」https://www.hrms-jp.com/hatarakikata/　から入手できます．)

また，新人には，組織協働体のメンバーとして必要な基本的なビヘイビア（態度や言動）が身に付いているかを職場の眼で観察してその結果を研修の場などを通じて本人にフィードバックし，本人の自己認識を高めることが先決です．

様式 4_ メンバーシップアセスメントシート

(「病院の働き方改革」https://www.hrms-jp.com/hatarakikata/　から入手できます)

様式3_自己申告表

自己申告表

本人氏名	上司氏名	記入日

Ⅰ 業務の量	本人コメント	上司コメント
5. 多すぎる		
4. やや多い		
3. 適当		
2. やや少ない		
1. 少なすぎる		

Ⅱ 業務の質	本人コメント	上司コメント
5. 高すぎる		
4. やや高い		
3. 適当		
2. やや低い		
1. 低すぎる		

Ⅲ 業務への興味や意欲	本人コメント	上司コメント
5. きわめて強い		
4. やや強い		
3. ふつう		
2. やや弱い		
1. きわめて弱い		

Ⅳ 業務への適性	本人コメント	上司コメント
5. きわめて高い		
4. やや高い		
3. ふつう		
2. やや低い		
1. きわめて低い		

Ⅴ 職場の人間関係	本人コメント	上司コメント
5. きわめて良好		
4. 概ね良好		
3. ふつう		
2. やや不良		
1. きわめて不良		

Ⅵ 異動希望の有無	本人コメント	上司コメント
5. ぜひ異動したい		
4. できれば異動したい		
3. どちらとも言えない		
2. できれば異動したくない		
1. 異動したくない		

Ⅶ 今後の能力開発計画

Ⅷ その他申告事項等

自己申告表は本人が作成し上司に提出して下さい。

様式 3_観察育成表

観察育成表

部下氏名	上司氏名	記入日

Ⅰ　資質適性(成熟性とパーソナリティーの偏り)

成熟性	□受動的 □浅く移り気な興味 □自己認識の欠如	□依存 □短期的展望	□単純な行動 □従属的
パーソナリティ	□非統合的で奇妙な行動 □自己愛的で誇大妄想的 □他者の無視または侵害 □自己強迫的な完璧主義	□演技的で過度な情動性 □妄信的な不信感や疑心 □他者への依存や従属性	□社会的関係からの遊離 □困難や他者からの回避 □感情の不安定や衝動性
指導・育成上の気付き事項、留意事項など			

Ⅱ　能力適性

IQ	□理解力	□思考力	□判断力
EQ	□自分自身の情動を知る □他人の感情を認識する	□感情を制御する □人間関係を上手く処理する	□自分を動機付ける
TQ	□職種ごとのプロフェッショナルスキル		
SQ	□コミュニケーション能力	□協調性	
指導・育成上の気付き事項、留意事項など			

Ⅲ　指向適性

興味や関心の指向性	□現実的 □芸術的 □社会的	□研究的 □慣習的 □企業的
組織的活動へのかかわり	□指導的 □専門的	□補助的
□　職種への指向性		
□　やりたいこと・できること・期待されること・やってきたこと・やっていることの重なり		
指導・育成上の気付き事項、留意事項など		

Ⅳ　行動適性

誠実性	□真摯性　□規律性　□信頼性
協調性	□受容力　□協働性　□指導性
責任感	□自律性　□自責性　□実行力
指導・育成上の気付き事項、留意事項など	

Ⅴ　その他本人申告事項へのコメント等

観察育成表は上司が本人と面接して作成して下さい。

様式4_メンバーシップアセスメントシート

被評価者所属氏名 :　　　　評価者(匿名)　　　　記入年月日

1. マナーとルール

	1	2	3	4	5
01 分け隔てなく、明るく元気に挨拶していますか?					
02 呼ばれたら仕事の手をとめて直ぐに快く返事をしていますか?					
03 誰に対しても敬意を示し、礼儀正しく、誠実な態度で接していますか?					
04 正しく丁寧な言葉遣いをしていますか?					
05 公私のけじめをつけていますか?					
06 身だしなみを清潔に保ち、身の回りを常に整理整頓していますか?					
07 時間や期限や約束など余裕をもって守っていますか?					
08 自分の都合よりも、共通の利益やルールを優先させていますか?					

2. セルフコントロール

	1	2	3	4	5
09 自分の気持ちを自覚し、モラル・モラール・モチベーションを維持していますか?					
10 相手や周囲の気持ちを斟酌して、優しく冷静な対応をしていますか?					
11 心身の健康を保ち、前向きな気持ちを保っていますか?					
12 仕事と生活のリズムとバランスを上手く保っていますか?					
13 上手く行かないのを他のせいにしたりせず、自己解決・自助努力していますか?					
14 何事にも謙虚に学び、成長しようとしていますか?					

3. コミュニケーション

	1	2	3	4	5
15 相手の言うことを肯定的に受容し、積極的に傾聴していますか?					
16 相手の心情や真意を斟酌していますか?					
17 自分が言いたいことを適切な表現で相手や周囲に伝え、理解や共感を得ていますか?					
18 簡潔で明瞭な文章を書く訓練をしていますか?					
19 話し合いの場に進んで参加し、前向きな提言を行っていますか?					
20 意見や利害の対立する相手とでも徒らに争わず、和解や合意を得るよう努力していますか?					
21 上司から指示や命令を受けるときは、メモをしていますか?					
22 指示や命令で分からないことは、その場で質問したり調べたりして確認していますか?					
23 指示や命令の要点を復唱していますか?					
24 分からないこと、困ったり迷ったりしたことは抱え込まずに早めに報・連・相していますか?					
25 事件や事故など、自分に不都合なことでも気おくれせず適時に報告していますか?					
26 自分の仕事の領域に閉じこもらず、他のメンバーや関係者との連絡連携を密接にしていますか?					
27 関係者との合意を形成し、理解・支持・協力を引き出しながら仕事をしていますか?					

4. ヒューマンリレーション

	1	2	3	4	5
28 誰に対しても分け隔てなく、敬意・誠実・親しみのある態度で接していますか?					
29 相手や周囲の事情や都合や感情に配慮し、思いやりのある態度や言動で接していますか?					
30 組織やメンバーの共通の利益になることに、快く協力していますか?					
31 できるだけ広く円満な人間関係を保つように配慮しながら言動していますか?					
32 より多くの人たちとの信頼関係と協力関係を築こうとしていますか?					

5. 正確・迅速・丁寧に仕事をする。

	1	2	3	4	5
33 ミスやモレやワスレなど不注意を防ぎ、正確さを保つための工夫をしていますか?					
34 仕事の成果をリリースする前にもう一度相手の立場で再確認していますか?					
35 決められた期限や必要な時機までに余裕をもって仕事を完成させていますか?					
36 苦手な仕事や相手のある仕事ほど早めに取りかかっていますか?					
37 仕事を抱え込んだり、手遅れにならないよう、やるべき事をやるべき時に行っていますか?					
38 相手にとっての分かりやすさや使いやすさを意識して丁寧なひと手間を加えていますか?					

6. 計画的・効率的に仕事をする。

	1	2	3	4	5
39 いつまでに自分が何をしなければならないか、常に明確になっていますか?					
40 あとで無駄なやり直しをしなくて良いように仕事の段取りや設計を十分にしていますか?					
41 急な指示にも対応できるように普段から準備をしていますか?					
42 他者との間でお互いの仕事の成果を活用し合えるように配慮・工夫していますか?					
43 仕事のQCD(品質・納期・コスト)を常に意識し、改善向上しようとしていますか?					

7. 責任をもって仕事をする。

	1	2	3	4	5
44 よく分からないことは自分で調べ、考え、確認していますか?					
45 途中で諦めたり投げ出したりせず、有効な成果や解決が得られるまで粘り強く努力していますか?					
46 仕事が上手く行かないのを他人のせいにしたり言い訳したりせずに自助努力していますか?					

8. 考え、学びながら仕事をする。

	1	2	3	4	5
47 ミス・モレ・ワスレなど、不注意を防ぐ工夫をし、習慣化していますか?					
48 指示通りにするだけでなく、仕事の目的や趣旨をふまえて臨機応変の対応をしていますか?					
49 仕事の質や効用を高めようと学習・調査・研究・考案・工夫していますか?					
50 仕事を通じて知識や技術をたかめ、職業人としても社会人としても成長しようとしていますか?					

(評語) 5 いつもしている 4 概ねしている 3 どちらとも言えない 2 あまりしていない 1 ほとんどしていない

各質問項目ごとに、該当する評語の欄に「1」を入れて下さい。

④ 「組織を育てる」という視点も必要

働く人たちの成長段階は，「個人」に着眼して考えることも「組織」に着眼して考えることもできます．といっても「組織」は実在しないので，結局それは「働く人たち」の「組織的なふるまい（言動・態度・思考・習慣）」のレベルアップですが．

1）組織の成長の第一段階：混沌レベル　…　組織における人の協働関係が未確立．組織内の情報や意思の共有化が不十分，ルールも無視・軽視されがち，仕事の成否が特定の個人に依存しすぎ．概ね，「何が起きるか（どうなるか）分らない」状態．

2）組織の成長の第二段階：管理レベル　…　組織における人と人の協働関係が確立中．組織内の情報や意思の共有化が進み，仕事の進め方において準則性（ルールに則って）や協働性（特定個人に依存しすぎない）が進みつつある．

3）組織の成長の第三段階：自律レベル　…　組織における人と人の協働関係が確立済．組織内での情報と意思の共有化だけでなく，相互啓発や相乗効果を発揮．もはや外部からの指導や支援を必要とせず，人の成長を促進し，同時に自ら成長する．

⑤ 選別の論理が人の成長を促進する場面がある．

優勝劣敗の競争市場で生きる限り，一般の営利企業は「選別」の論理で成り立っています．しかし，そのための人的資源は，採用市場から「選別」するか，内部で「育成」する以外になく，企業は一方で「育成」の論理に依拠しています．

つまり，当たり前ですが，「育成か，選別か」は，二者択一の論理ではなく，どちらか一辺倒が人を育てるわけでもなく，「育成の論理」と「選別の論理」の「最適バランス」が事業体における人の成長を促進します．

次の表は，本稿が掲げる採用から退職（および組織管理）までの人事マネジメントの8つのステップにおいて，「育成の論理」と「選別の論理」のどちらをより強く働かせれば，「人の成長を促進する」かについて，筆者が分類したものです．

表7　育成の論理と選別の論理

人事マネジメントのプロセス	育成の論理	選別の論理
①採用	△	○
②育成	○	△
③動機付け	○	△
④評価	○	○
⑤労務管理	△	○
⑥処遇	○	○
⑦退職管理	○	○
⑧組織管理	○	○

（○：比較的強く働かせるべき　△：比較的弱く働かせるべき）

1) 採用に「育成の論理」を働かせるということについて違和感があるかもしれませんが，採用を，試用期間や育成期間を含めたプロセスとして広くとらえるなら，「育成の論理」も働かせるべきです．

2) 育成に「選別の論理」を働かせる，というのは，事業体が人の育成に投じることができる経営資源が有限であることや，人事マネジメントにおける「育成」の機能は結局「将来のリーダーの選抜」であるということによります．

3) 動機付けや目標管理を「ノルマ主義」的に捉えるなら「選別の論理」が強く働くでしょうが，MBO=Management By Objectives and Self Control という本来の趣旨（達成と成長への動機付けシステム）からは「育成の論理」が勝るはずです．

4) 評価は，被評価者への動機付けという観点では「育成の論理」を強く働かせ，有限な経営資源（昇給原資など）の最適配分という観点では「選別の論理」を強く働かせるべきです．

5) 労務管理は，たとえばモラール・ストレス・メンタルヘルスや退職管理のプロセスですので，「育成の論理」よりも「選別の論理」のほうをより強く働かせるべきと考えます．

6) 処遇は，「育成の論理」と「選別の論理」をともに強く働かせるべきです．等級や職位の体系は，構成員にとっては自分の成長促進の指標になり得ますし，事業体にとっては構成員を選別する体系でもあります．

7) 退職管理のプロセスでは．「辞めてもよい人」と「辞めさせてはいけない人」の選別が必要です．また，「辞めさせてはいけない人を辞めることに動機付けない．」ためには，「育成の論理」が必要です．

8) 組織管理のプロセスとは，人と組織への Decision，Orientation，Motivation，Education，Communication，PDCA，Evaluation，Organization，Succession の機能の発揮であり，「育成の論理」と「選別の論理」を強く働かせるべきです．

（5）何を「変える」（何が「変わる」）ことが育成（成長）か

1）育成（＝成長の促進）とは，何らかのかたちで，その人の人格的諸要素の何かが「変わる」（また「変える」）のでなければ意味がありません．「変わる（変える）」ことが比較的困難なものから比較的容易なものまで順に並べると下図のとおりです．

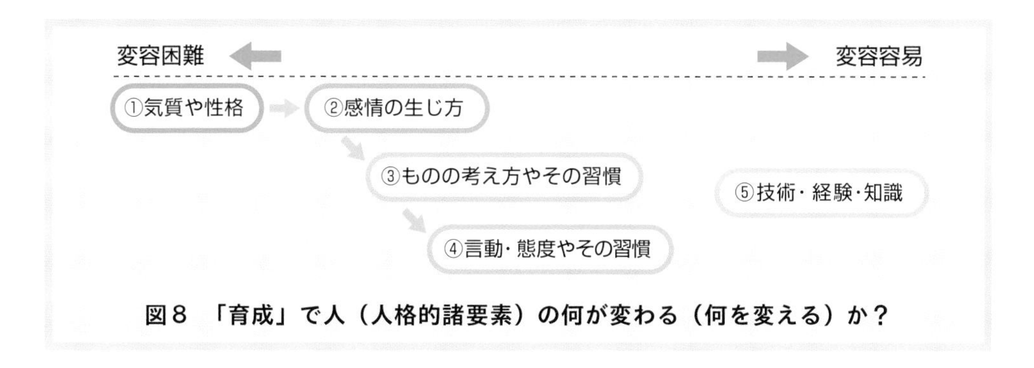

図８　「育成」で人（人格的諸要素）の何が変わる（何を変える）か？

2）上記のように，「⑤（仕事上の）技術・経験・知識」は育成（＝成長の促進）で比較的変容容易な分野です．「知らなかったことを知る」「経験しなかったことを経験する」ことで「できなかったことができるようになる」ことが「変容」です．

3）「④（仕事上の）言動・態度やその習慣」は，上記に次いで比較的変容が容易であり，また，問題があれば変容が必要な分野です．たとえば仕事に対する誠実性や責任感など，基本的な態度に問題がある場合はその変容を強く促すべきです．

つまり，仕事をするうえでの日常的な言動や態度に好ましくない兆候や傾向が現れた場合には，それを見逃さず，それが悪い意味で習慣化してしまわないうちに「そういう言い方はよくない」「そういう態度はよくない」ことを指摘すべきです．

4）問題のある「④言動・態度やその習慣」の背景には，それに照応する（その原因・理由となる）何らかの特徴や傾向のある「③ものの考え方（思考パターン）やその習慣」の存在があるはずです．

たとえば，仕事に対して逃避的または消極的であるという「好ましくない言動や態度」の背景には，たとえば自身の能力や適性に対する自信の無さや，評価にさらされることへの不安感などがあるのかもしれません．

育成手法としてのコーチングやカウンセリングで変容可能であり，変容すべきなのは，実はこの「③ものの考え方（思考パターン）やその習慣」およびそれに起因する（とくに好ましくない仕事上の）「④言動や態度およびその習慣」です．

5）また，「②感情の生じ方」への自己認識と自己制御もこの「③ものの考え方やその習慣」を経て「④言動や態度およびその習慣」に顕れるので「②感情の生じ方」への認自己識と自己制御もコーチングやカウンセリングで変容が可能であり，必要です．

6）一方，それらのもとになる「①気質や性格（生来の気質や幼児期に形成された基本的な人格要素)」は，一生を通じても大きな変容は困難であり，これを「変える」よりも，それに対する「認識と制御」に育成（成長の促進）の重点を置くべきです．

（6）部下の成長を促進するマネジメントの「七つ道具」

1) 指導より支援　…　上司として「部下を指導・育成すること」が役割だと信じている人たちが多いかもしれませんが，部下に必要なのは上司による指導や育成よりも上司による支援です．上司の知見や経験にもとづくアドバイスです．

2) Teach より Coach　…　Education は「教育」と訳されていますが，本来 Educate とは「引き出す」です．コーチングとは,部下から内発的な発意や発想を「引き出す」ことであり，ティーチングやインストラクションやトレーニングとは違います．

3) 知識や技術より仕事の進め方　…　ほとんどの「仕事」は知識や技術を使って現実の問題や課題を「解決」することです．また，多くの問題や課題は「人と組織を通じて」解決するものです．部下に教えるべきは，そうした「仕事の進め方」です．

4) コミュニケーション阻害要因の排除　…　部下と双方向コミュニケーションにもとづく信頼関係を築くことが部下マネジメントの必須条件です．上司の言動や態度がコミュニケーションの阻害要因になっている場合は，その改善が先決です．

5) 丸投げはタブー　…　上司は「部下という人（職場という組織）を通じて」仕事をする人です．このことを勘違いしてどんな仕事でも，それに対する理解も考えもなく部下に「丸投げ」するだけの上司は，既にその存在意義を問われています．

6) 評価より感謝　…　人事評価は経営上の有限資源です．分布制限も意識せずに高位に偏った評価をおこなうことはかえって被評価者の不満や不信を招きます．これに対して「褒めること」「感謝すること」「励ますこと」には原資の制約がありません．

7) 上司の気づきが大事　…　上司に必要な能力や適性のうち，最も重要なことは「気づき」です．とくに部下にメンタル的な不調の兆候がないか,「目をかけ，気にかけ，声をかけ」という習慣を通じて早めに気づき，対処すべきです．

（7）いわゆる「問題職員」への対応

「育成」の問題のひとつとして，思うように成長しない，気づかず，学ばず，改めない，いわゆる「問題職員」にはどのように対応すればよいのでしょうか？

①　どういう人が「問題」なのか？

1）そもそも「採用レベル」に達していない人ではないか？　…　そもそも採用基準を満たさない人が「問題」だというなら，それは，その人の問題ではなく，そういう採用選考自体の問題です．

⇒　２（８）「「採用ミス」を防ぐには…」参照

2）そもそも「新人」として立ち上がっていない人ではないか？　…　そもそもひとりの社会人・組織人・職業人として立ち上がるまでは，上司による観察・育成・支援が必要です

⇒　３（４）「何が「人と組織」を成長させるのか」参照

3）そもそも「試用」期間を修了していない人ではないか？　…　採用～試用～育成の節目でチェックとフィードバックがおこなわれているでしょうか？

⇒　下記参照

様式 5_ 看護職の試用期間修了認定チェックシート
（「病院の働き方改革」https://www.hrms-jp.com/hatarakikata/　から入手できます．）

4）「問題」に気づきながら職位昇任や等級昇格させてしまった人ではないか？
「問題職員」の「問題」に気づきながら，職位昇任させたり，等級昇格させたりするのはそもそも「論外」です．（しかるに筆者のもとにはかなり上位の役職者が「問題職員」として相談案件の対象になるケースがあります．）

②　何が「問題職員」の「問題」なのか？

いわゆる「問題職員」の「問題」は，本人の問題ではなく，採用選考時や試用期間や育成期間，さらには昇任昇格の際にでさえその「問題」に気づかず，または気づきながら，何ら手を打たず放置してきた側の問題ではないでしょうか？

また，「職場」とは所詮，お互い「少しずつ困ったひとたち」の寄り集まりなのかもしれず，それを特定の「職場の中の困ったひと」のせいにしてしまうのはハラスメントのひとつではないかと顧みることも必要でしょう．

したがって，「問題職員」たちを非難したり否定したりする前に，そうした「言動や態度」に注目し，それが「組織的協働を現実的に，かつ無視できない程度に損ねているなら，それを「何とかする」ことを考えるべきでしょう．

様式5_看護職の試用期間修了認定チェックシート

試用期間チェックシート

<table>
<tr><td rowspan="4">番号</td><td rowspan="4">着眼点</td><td>問題なし</td><td>指導改善可能</td><td>指導改善極めて困難</td></tr>
<tr><td colspan="3">該当欄に✔</td></tr>
<tr><td colspan="3">問題となる具体的な言動や態度</td></tr>
<tr><td colspan="3">具体的に記述（5W2Hで）</td></tr>
<tr><td rowspan="2">1</td><td rowspan="2">上司や先輩からの指示、病院や職場のルール、仕事上の約束や時間、基本的なマナーを守れるか?</td><td></td><td></td><td></td></tr>
<tr><td colspan="3"></td></tr>
<tr><td rowspan="2">2</td><td rowspan="2">勤勉・誠実に、責任感や使命感をもって業務を遂行できるか?</td><td></td><td></td><td></td></tr>
<tr><td colspan="3"></td></tr>
<tr><td rowspan="2">3</td><td rowspan="2">コミュニケーション能力や気付き・気遣い・思いやりなど対人関係に問題はないか?</td><td></td><td></td><td></td></tr>
<tr><td colspan="3"></td></tr>
<tr><td rowspan="2">4</td><td rowspan="2">パーソナリティー上の偏りや問題がなく、適確な自己認識や感情の制御ができるか?</td><td></td><td></td><td></td></tr>
<tr><td colspan="3"></td></tr>
<tr><td rowspan="2">5</td><td rowspan="2">学習意欲や向上心をもって知識や技能の習得、自己研鑽に取り組んでいるか?</td><td></td><td></td><td></td></tr>
<tr><td colspan="3"></td></tr>
<tr><td rowspan="2">6</td><td rowspan="2">採用選考時の申告事項や採用条件に反する事項はないか?</td><td></td><td></td><td></td></tr>
<tr><td colspan="3"></td></tr>
<tr><td rowspan="2">7</td><td rowspan="2">著しい心身の不調、意欲の喪失、勤務を継続できない程度の不満や不安はないか?</td><td></td><td></td><td></td></tr>
<tr><td colspan="3"></td></tr>
<tr><td rowspan="2">8</td><td rowspan="2">生活習慣や健康状態を自己管理し、勤務や業務とのバランスを保てるか?</td><td></td><td></td><td></td></tr>
<tr><td colspan="3"></td></tr>
<tr><td rowspan="2">9</td><td rowspan="2">正確・迅速・親切・安全な業務遂行ができるか?</td><td></td><td></td><td></td></tr>
<tr><td colspan="3"></td></tr>
<tr><td rowspan="2">10</td><td rowspan="2">その他看護師としての能力・適性・言動・態度のうえで大きな不安要因や問題はないか?</td><td></td><td></td><td></td></tr>
<tr><td colspan="3"></td></tr>
<tr><td rowspan="3">総合評価</td><td>評価者コメント</td><td>本採用可</td><td>条件付で本採用可</td><td>本採用不可</td></tr>
<tr><td>看護部門長コメント</td><td>本採用可</td><td>条件付で本採用可</td><td>本採用不可</td></tr>
<tr><td>人事部門長コメント</td><td>本採用可</td><td>条件付で本採用可</td><td>本採用不可</td></tr>
</table>

③ 「問題のある言動や態度」にどう対応すればよいか？

「問題のある言動や態度」への対応を考えるうえで必要なことは，第一には「それは指導や育成で何とかなるのか，ならないのか？」という判別です．職場は家庭や学校とは違うので，それに費やす時間や費用とのバランス感覚が必要です．

第二には「それは無視できることか，できないのか？」という判別です．つまり正常円滑な業務遂行の妨げになるのか，ならないのか，周囲や職場の寛容や受忍の範囲内なのか，そうでないのかという判別です．

④ 「問題職員」を批判・否定せず，根気強く「自己認識」を求める．

「問題職員」への人格的要素への批判や否定を繰り返しても問題は何も解決しません．必要なのは批判や否定ではなく，「問題となる言動や態度」への「自己認識」とそれを通じた「自己制御」です．

「自己認識」には場合によっては(人によっては)何年もかかります．極端な未熟性やパーソナリティー上の偏りは，幼児期に形成された人格の原型への強固または無意識の「自己肯定」観に根差しているからです．

それでも職場としては「そういう言動や態度は困る」「こういう仕事のしかたは困る」ということを根気強くフィードバックする以外にはありません．在職を前提にする限り，「自己認識」と「自己制御」に期待する以外にありません．

(参考)「問題職員」の「自己認識」を促すということ

「問題職員」の「自己認識」を促すためのポイントは以下のとおりです．

1) 相手や周囲の視点からの気づきを促す
- □ 本人がどういう言動や態度を選択したかということへの気づき
- □ それが相手や周囲にどのように受け取られたかということへの気づき
- □ それが相手や周囲にどのような影響を与え，結果を生じたかへの気づき

2) 本人の視点からの気づきを促す
- □ 本人の言動や態度の選択が，どのような状況でおこなわれたかということへの気づき
- □ 本人の言動や態度の選択が，どのような感情や思考に起因するものかへの気づき
- □ そうした状況や感情や思考の下で選択可能な，より適切な言動や態度への気づき

3) 指導より支援
- □ 本人がより適切な言動や態度を自ら選択することへの期待を示し支援する
- □ 改善の機会の付与する
- □ その後の言動や態度の改善点を見つけ出し，直ぐ褒めて定着させる．

⑤　あらゆる手を尽くしてもなお「問題」が解決できない場合の対応例

1）就業規則による懲戒処分

問題となる言動や態度が就業規則の懲戒事由に該当するなら，その内容・程度・態様に応じて訓戒から懲戒解雇までの処分をおこなうことも可能ですが，懲戒処分がかえって問題の「解決」をより困難にしてしまう場合もあります．

2）就業規則による普通解雇

問題となる言動や態度が就業規則の懲戒事由でなく，普通解雇事由に該当するなら，その内容・程度・態様に応じて使用者側の一方的意思表示による解雇をおこなうことも可能です．

（参考）就業規則上の「普通解雇事由」の規定例

①　事業の縮小または合理化のため，ほかに適当な配置個所のないとき
②　天災地変その他やむを得ない事由のため，事業の継続が不能になったとき
③　前２号のほか，事業および雇用の継続が困難となったとき
④　私事欠勤（傷病の場合を除く）３０日を超えたとき
⑤　勤務成績，態度，または能率が不良で就業に適さないと認められるとき
⑥　精神・身体の障害，または虚弱，加齢により職務能率が衰え勤務が不適当と認められたとき
⑦　応募および採用時の誓約・申告事項に虚偽またはこれに反する事項が明らかになったとき
⑧　試用期間中に職員として不適格と認められたとき
⑨　許可なくほかに就職しまたはほかに勤務したとき
⑩　前各号のほか，雇用契約および採用条件に定める労務の提供ができないことが明らかになったとき

3）自己都合退職

多くの「問題職員」の「問題」は，本人固有の問題というより，本人と仕事との関係や職場の人間関係の問題であることが多く，この関係を一旦解消することで合意形成できるなら問題はありません．

3 動機付けとMBO

自己管理による目標管理

（1）MBO 目標管理制度の本来的な意義と目的

病院に限らず，あらゆる事業には達成すべき目的や，実現すべき価値があり，その目的の達成や価値の実現に向けて，職員の内発的動機づけと組織的協働を引き出すことが，人事労務マネジメント上の最重要課題のひとつであるはずです．

MBO 目標管理制度は，ドラッカー氏が提唱した MBO（Management By Objectives and self control ＝目標による動機付けと自己管理）の考え方を人事制度化したものです．

* ドラッカーについては「P.F. ドラッカー経営論集」（ダイヤモンド社，1998 年）参照．

この Objectives という言葉が「目標」という言葉に置き換えられていることに筆者はいまだに違和感を持つのですが，Objectives を直訳するとむしろ「対象」であり，MBO の考え方に即していうならそれは「動機づけの対象」と和訳されるべきだったでしょう．

そして「組織的に働く人たち」にとっての「Objectives（動機づけの対象）」とは，人の組織的協働を通じて実現しようとする「人間的・社会的な諸目的や諸価値」であり，それらが実現された「状態」を指すはずです．

また，and self control という言葉に即していえば，「目標管理」は「自己目標管理」であって，組織協働的な目的や価値の実現のために組織の構成員がコミットメントしあい，協働し合う「協働目標管理」であるはずです（右掲上図）．

マズローの「欲求五段階説」に即していえば，諸個人の自己実現と自己成長こそが自らを動機付ける Objectives であり，これを支援するのが目標管理制度です（図 9）．

* マズローについては「人事労務管理の思想」（津田真澂著，有斐閣新書，1977 年）ほか参照．

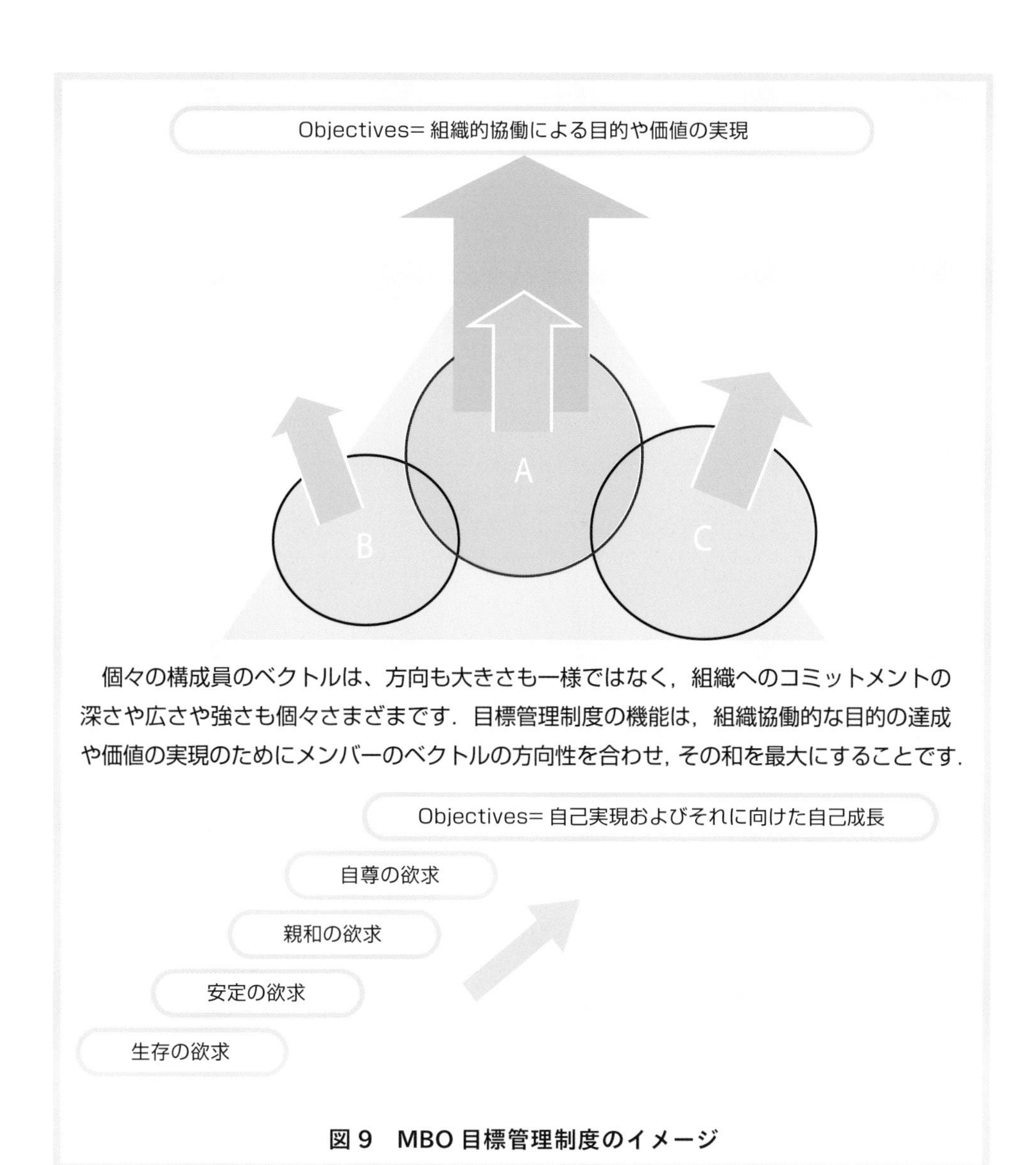

図 9　MBO 目標管理制度のイメージ

(2) MBO 目標管理制度のモデル

下記はある病院のＭＢＯ目標管理シートのモデルです．

様式 6_ＭＢＯ目標管理シート

(「病院の働き方改革」https://www.hrms-jp.com/hatarakikata/　から入手できます．)

様式 6_MBO 目標管理シート（1/3）

MBOシート（　　年　月～　　年　月）　　　　　　　所属

病院および部門のビジョンや方針	

<table>
<tr><td rowspan="7">行動目標及び成果目標</td><td>テーマ</td><td>期首時点の状況認識</td><td>目標とする期末の状態</td><td colspan="4">計画と実績</td></tr>
<tr><td rowspan="6"></td><td rowspan="6"></td><td rowspan="6"></td><td></td><td>4月</td><td>5月</td><td>6月</td></tr>
<tr><td>計画</td><td colspan="3"></td></tr>
<tr><td>実績</td><td colspan="3"></td></tr>
<tr><td></td><td>10月</td><td>11月</td><td>12月</td></tr>
<tr><td>計画</td><td colspan="3"></td></tr>
<tr><td>実績</td><td colspan="3"></td></tr>
</table>

<table>
<tr><td rowspan="4">総合評価</td><td rowspan="2">上期</td><td rowspan="4">コメント</td><td>上司</td><td></td></tr>
<tr><td>本人</td><td></td></tr>
<tr><td rowspan="2">下期</td><td>上司</td><td></td></tr>
<tr><td>本人</td><td></td></tr>
</table>

＊裏面の説明をご参照下さい。

様式 6_MBO 目標管理シート（2/3）

記入日（期首）　　　　　　上司氏名
記入日（期末）　　　　　　本人氏名

			期末状態	評価			
1月	2月	3月			困難度	達成度	
				上司	S A B C D	S A B C D	
				本人	S A B C D	S A B C D	
7月	8月	9月			困難度	達成度	
				上司	S A B C D	S A B C D	
				本人	S A B C D	S A B C D	

	総合評価	S／A／B／C／D
		S／A／B／C／D
		S／A／B／C／D
		S／A／B／C／D

様式6_MBO目標管理シート（3/3）

<補足説明および留意事項>

1.「成果目標」(業務遂行によって達成される目標)および「行動目標」(業務遂行能力の向上目標等)について、年度ごとに最大3テーマの目標を設定して下さい。

2. 上記の各目標について「期首時点ではどのような状態か？」という「期首時点の状況認識」と「期末までにどういう状態にするか？」という「目標とする期末の状態」を記入して下さい。

3. 上記の各目標を達成するための計画を記入したら、下記の「目標チェック」を行ない、必要な修正を行ってから直属上司に提出して下さい。(原本を提出、写し本人保管)

	本人		上司	
①組織的な目標状態とのANDがとれているか？	□ YES	□ NO	□ YES	□ NO
②組織的な目標状態を実現するためのコミットメントを表明するものか？	□ YES	□ NO	□ YES	□ NO
③職位・等級・職種に相応しいものであるか？	□ YES	□ NO	□ YES	□ NO
④他のメンバーが受け入れ、協力できる(受容と協力)ものであるか？	□ YES	□ NO	□ YES	□ NO
⑤他のメンバーの目標状態と関連(連鎖)するものであるか？	□ YES	□ NO	□ YES	□ NO
⑥目標状態が定量的または定性的に具体的で達成度評価になじむか？	□ YES	□ NO	□ YES	□ NO
⑦手段が目的化していないか？	□ YES	□ NO	□ YES	□ NO
⑧メンバー自身の内発的動機づけ(成長と成果)に関わるものであるか？	□ YES	□ NO	□ YES	□ NO
⑨チャレンジ性と実現可能性のあるものであるか？	□ YES	□ NO	□ YES	□ NO
⑩最終的な結果(Outcome)だけでなく、手段や計画(Process)が明確であるか？	□ YES	□ NO	□ YES	□ NO

4. 具体的な取り組みの「実績」を期中に記入して下さい。

5. 期末(原則として半期ごと)に「期末状態」「評価」の項を記入して下さい。(本人が先に記入して上司に提出して下さい。)

① 「困難度」は、被評価者の職位等級に応じて、S(かなり困難)／A(やや困難)／B(標準的)／C(やや容易)／D(かなり容易)の別を記入して下さい。

② 「達成度」は、目標状態と期末状態との比較で、S(目標を大きく上回る)／A(目標をやや上回る)／B(ほぼ目標通り)／C(目標をやや下回る)／D(目標を大きく下回る)の別を記入して下さい。

③ 「評価」は「困難度」と「達成度」の組み合わせにより、下表参照のうえ記入して下さい。

		達成度				
		S	A	B	C	D
困難度	S	S	S	A	B	C
	A	S	A	B	B	C
	B	A	B	B	C	D
	C	B	B	C	D	D
	D	C	C	D	D	D

注)目標の困難度はできるだけ「B以上」となるように設定して下さい。

＊目標設定も、達成度評価も、上司-部下間のコミュニケーションを十分にとりながら進めて下さい。

・モデルの説明

① まず病院や部門のトップが「病院および部門のビジョンや方針」を全員に明示し，共有することが必要です．

② 上記の「ビジョンや方針」に沿って取り組むべき各自の「行動と成果」に関する重要なテーマをいくつか（3 テーマ以内）選定して「テーマ」の欄に記入してください．

「行動と成果」の目標は，上記の「ビジョンや方針」を実現するために各自が「どのような行動を通じてどのような成果を実現するか？」ということの「表明」です．

③ 各テーマについて「現在はどういう状態か」を「期首時点の状況認識」の欄に，「どういう状態にするか」を「目標とする期末の状態」の欄に記入してください．

「現在の状態」と「目標の状態」を対照させて記述することが重要です．また可能な限り定量化・指数化・指標化することが必要です．

④ 目標は「病院および部門のビジョンや方針」に沿って上司ー部下および職場内でコミュニケーションをとりながら設定してください．

また「だれがどういう目標に取り組んでいるか」を組織内で一覧化・共有化してください．

⑤ 目標を実現するための計画（Plan）と実績（Do）は月単位～半期単位に記載し，少なくとも半期に 1 度は達成度を評価（Check）し次の行動（Action）につなげてください．

⑥ 評価＝困難度×達成度（とします．困難度は対象者の等級を基準にします．本人が自己評価をおこない，上司に提出してください．

困難度と達成度はともに B を標準（ほぼ標準的な困難度・ほぼ目標どおりの実現度）として，「S/A/B/C/D」の 5 段階で評価してください．

目標管理制度における評価は，人事評価制度における評価のベースとなります．行動目標と成果目標に取り組んだ経緯と結果をふまえて人事評価をおこなってください．

⑦ 行動目標および成果目標の指標例は次表のとおりです．次表の指標例は人事評価の評価要素と共通です．

⑧ 目標管理制度がうまく機能しない原因のひとつは「目標設定のしかたやそのプロセス」にあります．

そこでこのモデルシートには，「目標設定の適正化」のための 10 個のチェック項目を記載しました（本人と上司がチェックし合う形式）．

☐ 組織的な目標状態との AND（集合論でいう「重なり」）がとれているか？
☐ 組織的な目標状態を実現するためのコミットメント（遂行責任）を表明するものか？
☐ 職位・等級・職種に相応しいものであるか？
☐ ほかのメンバーが受け入れ，協力できるものであるか？
☐ ほかのメンバーの目標状態と関連（連鎖）するものであるか？
☐ 目標状態が定量的または定性的に具体的で達成度評価になじむか？
☐ 手段が目的化していないか？
☐ メンバー自身の内発的動機づけ（成長と成果）にかかわるものであるか？
☐ チャレンジ性と実現可能性のあるものであるか？
☐ 最終的な結果（Outcome）だけでなく，手段や計画（Process）が明確であるか？

⑨ 困難度と達成度の組み合わせによる評価のめやすはシート（3/3）掲載のとおりですが，困難度はできるだけ「B 以上」となるように目標を設定することが原則です．

表８　行動目標と成果目標（事例）

対象者	目標要素	1級～3級
医師以外	行動	①約束・時間・ルールを守り，基本に忠実である． ②つねに正確・迅速・丁寧に業務を進めている． ③だれに対しても誠実に，何に対しても勤勉に対応している． ④報告・連絡・相談を欠かさず，周囲の理解と協力を得ている． ⑤チームワークを重んじた行動や態度を選択している． ⑥課題や困難に取り組み，つねに努力・工夫・改善している． ⑦成果をあげるまで頑張り，責任を回避・ほかに転嫁しない． ⑧つねに自己研鑽し，業務の質や効率，専門性を高めている． ⑨仕事上の相手や周囲から感謝・信頼・支持されている． ⑩コスト意識を持って業務に取り組んでいる．
	成果	職務遂行・判断・指導を通じた目標実現
医師	行動	①患者・利用者を全人的に理解し，良好な人間関係を構築している． ②医療チームの一員として他職種の構成員と協力している． ③患者・利用者が抱える問題を的確に把握して対応している． ④つねに医療事故の防止や院内感染の防止のために行動している． ⑤症例提示と討論，カンファレンスや学術集会に積極的に参加している． ⑥保健・医療・福祉の各分野に配慮した診療計画をおこなっている． ⑦医療倫理屋関連法令をふまえた最適な医療を提供している．
	成果	①病院業績への貢献度 ②医療の質への貢献度 ③組織運営への貢献度
対象者	目標要素	4級以上
管理職系	行動	①適時・的確な判断と部下や組織への方向づけをおこなっている． ②部下や組織への動機付けをおこない，その成長を促進している． ③組織的な問題や課題を的確に解決している． ④日常的な PDCA と QCD（品質・コスト・納期）の管理をおこなっている． ⑤業務の組織化，組織の継承，後継者の育成をおこなっている．
	成果	マネジメント機能の発揮を通じた目標実現
専門職系	行動	職種および分野ごとのプロフェッショナルとしての指導性やスキルを発揮し，病院の事業に貢献している．
	成果	プロフェッショナルとしての目標実現
医師	行動	①患者・利用者との信頼関係を構築している． ②チーム医療を推進している． ③患者・利用者が抱える問題を総合的に解決している． ④医療事故・院内感染の防止に貢献している． ⑤スキルの向上と共有化に努めている． ⑥最適な診療計画を立案・実行している． ⑦社会的にも経済的にも最適な医療を提供している．
	成果	①病院業績への貢献度 ②医療の質への貢献度 ③組織運営への貢献度

（3）目標管理制度と人事評価制度の関連

目標管理制度を効果的に運用するためには，人事評価制度とうまく関連づけることが必要です．

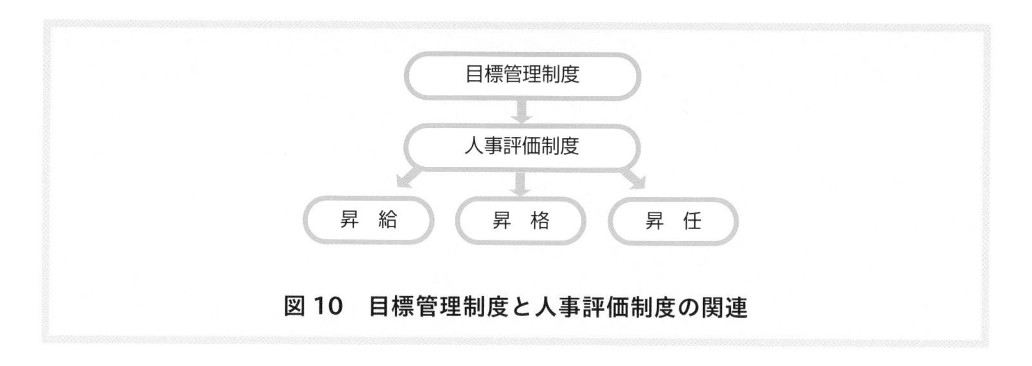

図 10　目標管理制度と人事評価制度の関連

• 説明

目標管理制度の「行動目標」と「成果目標」の評価（困難度×達成度）に基づいて人事評価制度の「行動評価」と「成果評価」がおこなわれ，その結果は「昇給（本給の改定)」と「昇格（給料等級の改定)」と「昇任（役職位の昇進)」に反映される．

（4）MBO 目標管理制度の形骸化とそれを防ぐ運用のポイント

目標管理制度を形骸化させないためのポイントは以下のとおりです．

①仕事そのものに動機付けること

現実には多くの人･多くの場合が，仕事を通じて「生存」「安定」を何とか維持するのがやっとで，「親和」「自尊」の欲求を満たすことさえ難しく，仕事を通じて「自己実現」を日々実感できるのはごく一部の人なのかもしれません．

しかし，「生存」「安定」「親和」「自尊」を超えて，「仕事を通じた自己実現およびそのための自己成長に向けた内発的動機付けを引き出す」ことこそが MBO 目標管理の趣旨であり，価値であり，目的なのです．

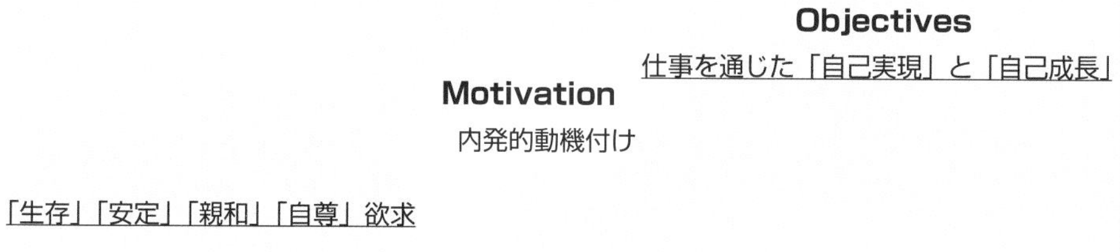

Objectives

仕事を通じた「自己実現」と「自己成長」

Motivation

内発的動機付け

「生存」「安定」「親和」「自尊」欲求

図 11　MBO ＝仕事を通じた自己実現と自己成長への動機付け

②組織協働体としての目標＝「あるべき状態」を共有化すること

前述のとおり「目標管理」とは，Management by Objectives の訳であり，Objectives とは人と組織が「こうありたい」「こうしたい」（および「こういう目的や価値を実現したい」）という人と組織の動機付けの「対象」と解されるべきです．

そしてそれはたとえば単なる「経済的な数値目標」としてではなく，今は「こういう状態」だが一定期間内には「こういう状態」にする，という「目標状態」として組織のトップやリーダーやメンバーが提示し合い，共有化しなければなりません．

③目標記述の「状態表現」を習慣化すること

目標は「定量的」であること（たとえば「～円の収益を上げる」という目標）も大事ですし，「指標化」すること（たとえば「五段階評価で最高評価を得る」という目標）も大事ですが，全ての目標が「定量化」や「指標化」になじむとは限りません．

たとえば「教育研修」の目的は，その効果（たとえば「能力の向上・発揮」）であり，「研修の回数」でも「受講者の人数」でもありません．「理解度」を計測・評価することは試験の点数だけではできません．

組織のトップやリーダーやメンバー間で「何を目標にするか」を話し合う際に，「現在はどういう状態か」「それをどういう状態にするか」ということをできるだけ具体的に（第三者にも分かる，達成度評価ができるように）表現する努力と工夫をしてください．

Objectives
将来の「組織・自分．仕事」の状態

Motivation
より良い「組織・自分・仕事」への動機付け

現在の「組織・自分．仕事」の状態

図 12　目標 Objectives ＝よりよい将来の状態

④「目標状態」の共有化のためのコミュニケーションを尽くすこと

目標管理シートを配布しただけで，目標設定を本人任せにしてはなりません．組織のメンバーから「MBO 目標管理シートに何を書けばよいですか？」という声があがるようでは困ります．

問題や課題のない組織や職場，価値のない仕事は無いはずです．何が問題や課題であり，それをどういう状態にすればよいか，組織的協働を通じてどのような目的を達成し，価値を実現するのかについてしっかり合意形成してください．

また，メンバー個々人が設定した「目標」の「適正」さを，組織のトップやリーダーとしてチェックし（チェックポイントは前述のとおりです），必要ならその方向や内容の修正を促してください．

メンバー個々人が設定した「目標」を一覧化･総覧化し，それらがお互いに関連（連鎖）し合い，組織全体の大きな目標としての方向性を持ち，内容を構成しているかどうかを，トップやリーダーとして組織全体の視点で確認してください．

⑤組織全体・全員の「目標」の実現に向けた日常的なPDCAをおこなうこと

組織全体･メンバー全員の目標状態およびその取組状況（PDCAの状況）は，組織全体･メンバー全体につねに開示してください．目標状態の実現のために，組織の上から下から横からの理解・協力・支援を引き出すことが必要です．

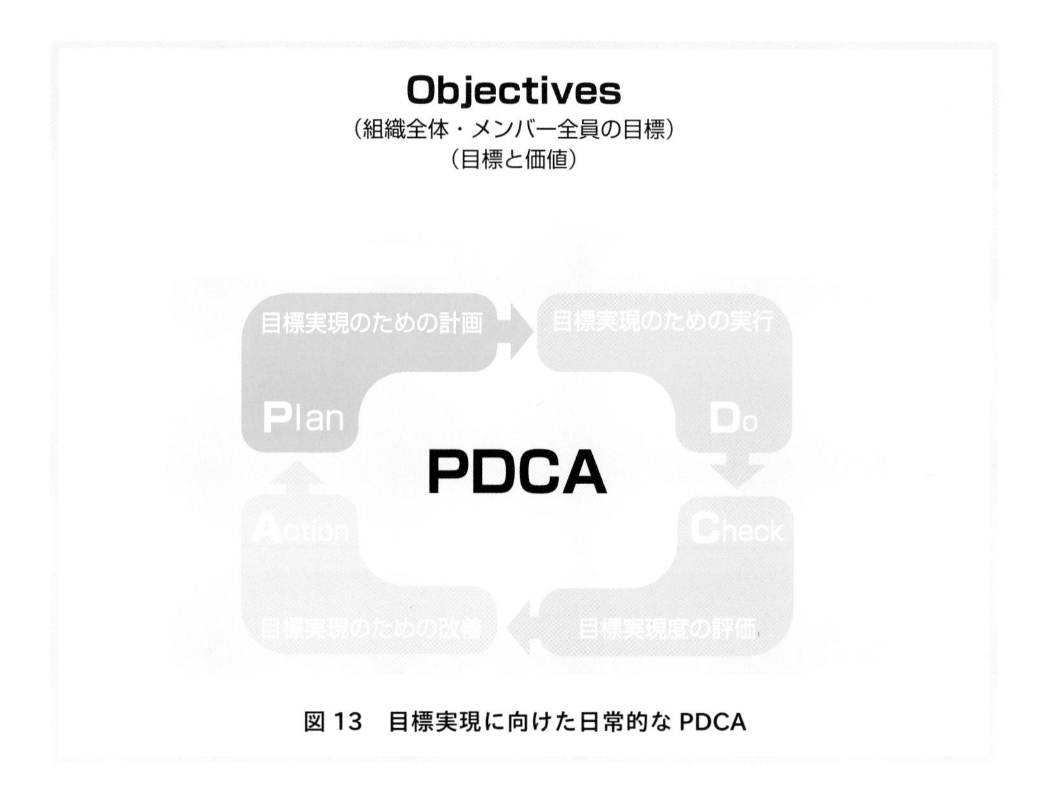

Objectives
（組織全体・メンバー全員の目標）
（目標と価値）
目標実現のための計画
目標実現のための実行
Plan
Do
PDCA
Action
Check
目標実現のための改善
目標実現度の評価
図13　目標実現に向けた日常的なPDCA

（5）MBO目標管理は「マネジメント」そのもの

目標管理制度が形骸化しているということは，組織マネジメントが機能していないことと同じです．

目標状態の実現プロセスは，組織的活動（組織が達成しようとする目的や，実現しようとする価値に向けた組織的協働）そのものであり，組織マネジメントそのものです．

（参考）ドラッカーによる「マネジメント」および「組織」の定義

マネジメントとは…
①ひとつのものの考え方であり，
②人間にかかわることであり，
③共同して成果をあげることを可能にすることであり，
④組織にとって不可欠のものであり，
⑤風土と深いかかわりをもつものである．

そして，組織とは…
⑥共通の目的と価値へのコミットメントを必要とし，
⑦組織とその成員が，必要と機会に応じ，成長し適応していかなければならず，
⑧あらゆる種類の仕事をこなす異なる技能と知識をもつ人たちから成り，
⑨組織の構成員は，自ら成し遂げるべきことをほかの成員に受け入れてもらい
⑩成果はつねに外部にあり，測定・評価・改善されなければならない．

＊上記については「P.F. ドラッカー経営論集」（ダイヤモンド社，1998 年）参照．

（6）業績回復と「働き方改革」のツールとしての MBO

「病院の業績（＝適正な収支バランス）」の鍵を握るのは医師の働き方です．理事長や病院長のリーダーシップのもと，MBO 目標管理制度を通じて，医師ひとりひとりの内発的な動機付けを引き出すことが，業績回復の最大の牽引力です．

もちろん，「医師の働き方改革」を支える看護職や技術職や事務職等の「働き方改革」も同時に必要です．患者満足度の向上，職員満足度の向上，医療の質の向上，職員成長の促進．医業収支の適正化は，決して相矛盾しない目標であるはずです．

筆者は「目標管理制度」を「ノルマ制度」として運用することに反対です．それは「内発的な動機付け＆セルフコントロール」という MBO の根本思想に反するからです（人事部門が個々人の目標設定過程に直接介入するような運用にも反対です）．

社会的にも経済的にも，患者にとっても職員にとっても「より良い病院にしよう」という「共通の思い」を，MBO の本来的な運用を通じて，トップからひとりひとりのスタッフに至るまで，具体的な「目標状態」として共有化し，実現してください．

また，MBO 目標管理制度をその本来の趣旨に沿って運用することで，それを「働き方改革」の強力な推進ツールとすることが可能です．つまり，目標状態（＝目的と価値の実現状態）の明確化と共有化，それに向けた協働体制と自己管理です．

目標は与えられるのでなく自ら事業の目的と価値の実現にコミットすることの宣言と約束（「私は～します」）であり，それは組織的な理解・共有・支持・協力を求め，自らを内発的に動機付け，自らを管理するという「働き方」を前提とします．

（7）BSC と MBO

ある病院で「MBO 目標管理制度」の導入のために管理職向けの説明会をおこなったところ，出席者から「BSC（Balanced Scorecard）のように『上からの数値や指標の提示』がないと目標の設定ができない.」という声が上がりました.

もちろん，病院全体や各部門のビジョンやミッションの設定，財務の視点・医療の視点・組織の視点・人材の視点から戦略的なテーマ設定や現状と目標を数値化・指標化してアクションプランに展開するという局面では BSC の手法はきわめて有効です.

この病院では次のような「BSC ワークシート」を用いて病院全体の目標設定や部門全体の目標設定をおこない，病院や各部門の目標を設定して院内・部門内に指し示し，各人が前掲の「MBO 目標管理シート」に落とし込む，という運用をおこなっています.
*BSC については「バランス・スコアカードの知識」（吉川武男著，日経文庫，2006 年）参照.

様式 7_BSC ワークシート（事例）
(「病院の働き方改革」https://www.hrms-jp.com/hatarakikata/　から入手できます.)

ただし，組織のメンバーひとりひとりを，仕事を通じた自己実現と自己成長に向けて内発的に動機付けるという局面においては，BSC の手法を包含する MBO 本来の手法が有効であると筆者は考えています.

様式 7_BSC ワークシート

ビジョン
ミッション

	財務の視点	観客の視点	業務プロセスの視点	学習と成長の視点
戦略目標（テーマ）				
重要成功要因				
評価尺度				
目標 （数値又は指標）				
アクションプラン				
現状 （数値又は指標）				

4　人事評価

人事評価の目的・要素・方法

(1) 人事評価制度の意義と目的

病院を含むあらゆる事業体は，何らかの人間的・社会的な目的や価値を実現するための組織協働体です（病院は，たとえば「地域住民の健康と安心」を実現すべき目的や価値のひとつとする組織協働体です）.

目標管理制度や人事評価制度は，こうした組織協働体の日常的な諸活動において，人と組織が，より良くその目的や価値を実現し，より良く協働し，より良くその成長を促進するための，最も基幹的な人事制度です.

目標管理制度は，人と組織が実現すべき目的や価値を共有し，そのための協働と成長に方向付け，動機付けるしくみであり，人事評価制度は，そうした実現や協働や成長の期待水準（評価基準）を示して，人と組織を方向付け，動機付けるしくみです.

また，人事評価制度の目的のひとつは，それぞれの事業や組織の将来「次世代のリーダー」を適正に選び出すことであり，たとえば職位の昇任や昇給・賞与という有限の経営資源のひとつの適正な配分のために，ひとつの基準を提供することです.

組織的協働のためには組織構成員のモラール（働く意欲）の維持向上と成長の促進が最も重要です．人事評価は，組織構成員の行動と成果を適正に評価し，適正にフィードバックすることによって，働く意欲を増進させ，成長を促進するしくみです.

(2) 人事評価制度の設計のポイント

次の①から⑤の事項を決めれば，人事評価制度のデッサンイメージが描けます.

①　何を目的とするか？

「何のために人事評価をおこなうのか？」（上記）について，評価者－被評価者間で共通認識を持つことが必要です（上記）.

②　何を評価するか？

人事評価は決して人の全人格を評価するものではありません．たとえば「行動と成果（日常的な仕事ぶりとその成果）」を評価するものです（後述）.

③　だれが（だれを）評価するか？

「上司が部下を評価する」ことが　一般的ですがそれが唯一絶対の方法ではありません．また被評価者には適正な職位等級上の区分が必要です（後述）．

④　どのように評価するか？

人事評価は「人が人を評価する」制度ですので，一定のルールに従って適正な（信頼性・妥当性・納得性の高い）評価をおこなうことが肝要です（後述）．

⑤　何に反映させるか？

人事評価の結果を，職位の昇任や，等級の昇格や，昇給や賞与の原資配分の基準にすることが効果的です（後述）．

(3) 目標管理制度と人事評価制度の前提としての職位等級フレーム

目標管理制度や人事評価制度を構築する前提として，以下のような「職位等級フレーム」によって，基本的な評価基準（組織が組織構成員に，職種・職位・等級ごとに，何を期待しているかという期待水準）を明示する必要があります．

様式 8_ 職位等級フレーム

（「病院の働き方改革」https://www.hrms-jp.com/hatarakikata/　から入手できます．）

様式 8_ 職位等級フレーム（1/2）

等級	医師		医療技術職		看護職		事務職		看護補助職等	
	標準滞留年数	職位	標準滞留年数	職位	標準滞留年数	職位	標準滞留年数	職位	標準滞留年数	職位
6	副院長	—	副院長	—	副院長	—	副院長	—		
5	部長	5年	部長	5年	部長	5年	部長	5年	—	—
4	医長	10年	科長	10年	師長	10年	課長	10年		
3	主任医員	5年	主任	10年	主任	10年	主任	10年	～長	—
2	医員	5年	技術職2級	5年	看護職2級	5年	事務職2級	5年	主任～員	10年
1	研修医	5年	技術職1級	5年	看護職1級	5年	事務職1級	5年	～員	10年

様式 8_ 職位等級フレーム（2/2）

<table>
<tr><td colspan="2">共通的な期待水準（および評価基準）</td></tr>
<tr><td>管理職系</td><td>専門職系</td></tr>
<tr><td>①下記4－①のマネジメント機能を病院全体の統括管理において発揮している。</td><td>病院全体に専門性と指導性を発揮している。</td></tr>
<tr><td>①下記4－①のマネジメント機能を部レベルの組織において発揮している。</td><td>部レベルの組織において専門性と指導性を発揮している。</td></tr>
<tr><td>下記のマネジメント機能を発揮しながら課レベルの組織を統括・管理している。
①適時・的確な判断と部下や組織への方向付けを行っている。
②部下や組織への動機付けを行い、その成長を促進している。
③組織的な問題や課題を的確に解決している。
④日常的なPDCAとQCD（品質・コスト・納期）の管理を行っている。
⑤業務の組織化、組織の継承、後継者の育成を行っている。</td><td>科（課）レベルの組織において専門性と指導性を発揮している。</td></tr>
<tr><td colspan="2">①組織の方針に沿って指導力を発揮しながら業務を遂行している。
②下記1－①～⑩（または①～⑦）について下位者を指導できる。</td></tr>
<tr><td colspan="2">①一般的包括的な指示のもとに判断力を発揮しながら業務を遂行している。
②下記1－①～⑩（または①～⑦）について適宜・適切な判断に基づいて行動や態度を選択している。</td></tr>
<tr><td>医師以外</td><td>医師</td></tr>
<tr><td>①約束・時間・ルールを守り、基本に忠実である。
②常に正確・迅速・丁寧に業務を進めている。
③誰に対しても誠実に、何に対しても勤勉に対応している。
④報告・連絡・相談を欠かさず、周囲の理解と協力を得ている。
⑤チームワークを重んじた行動や態度を選択している。
⑥課題や困難に取り組み、常に努力・工夫・改善している。
⑦成果が出るまで頑張り、責任を回避・他に転嫁しない。
⑧常に自己研鑽し、業務の質や効率、専門性を高めている。
⑨仕事上の相手や周囲から感謝・信頼・支持されている。
⑩コスト意識を持って業務に取り組んでいる。</td><td>①患者との信頼関係を構築している。
②チーム医療を推進している。
③患者が抱える問題を総合的に解決している。
④医療事故・院内感染の防止に貢献している。
⑤スキルの向上と共有化に努めている。
⑥最適な診療計画を立案・実行している。
⑦社会的経済的に最適な医療を提供している。</td></tr>
</table>

・**説明**

① 本モデルでは，職種を「医師」「医療技術」「看護」「事務」「看護補助等」の 5 職種に区分し，職位と等級を 1 対 1 に対応させたうえで，それを最大 6 等級に区分しています．
② 職位・等級を何階層に区分にするかは組織の規模や職種に応じて「必要十分な階層数に区分」にすべきです（上記は 200 名程度の病院のモデルです）．
③ 職種・等級の階層数はできれば職種間で統一するほうがよいでしょう．事務職の階層数が多い例が見られますが，他の職種との差異が合理的に説明できません．
④ 1 級（新人レベル）への共通的な評価基準（期待水準）にご注目ください．これをベースに，1 級には「遂行力」，2 級には「判断力」，3 級には「指導力」を期待します．
⑤ 4 級は「科（課)」，5 級は「部」，6 級は「病院全体」の組織管理において「マネジメント機能」または「高度の専門性」を発揮することが評価基準（期待水準）です．
⑥ 4 級以上は，医師も含めて，「管理職系」と「専門職系」に分けて「複線型処遇」を意識しています．
⑦ 給料表（(5)「処遇と報酬」参照）において，職種ごと・等級ごとに，本給の上限・下限およびその間のピッチ（階差）を定めます．

（4）人事評価制度の設計と運用の事例

以下にある病院の人事評価シートのモデルを示します．

様式 9_人事評価シート
（「病院の働き方改革」https://www.hrms-jp.com/hatarakikata/　から入手できます．）

様式 9_ 人事評価シート（1/2）

被評価者　所属　　　　　　　　　　　　　氏名　　　　　　　　　　　　　職位・等級

対象者	評価要素	評価項目	期待水準 1級	期待水準 2級	期待水準 3級	評価	S	A	B	C	D
医師以外	行動	①約束・時間・ルールを守り、基本に忠実である。	遂行レベル（具体的な指示に基づいて業務遂行している。）	判断レベル（自ら判断力を発揮しながら業務遂行している。）	指導レベル（指導力を発揮しながら業務遂行している。）	上司					
						本人					
		②常に正確・迅速・丁寧に業務を進めている。				上司					
						本人					
		③誰に対しても誠実に、何に対しても勤勉に対応している。				上司					
						本人					
		④報告・連絡・相談を欠かさず、周囲の理解と協力を得ている。				上司					
						本人					
		⑤チームワークを重んじた行動や態度を選択している。				上司					
						本人					
		⑥課題や困難に取り組み、常に努力・工夫・改善している。				上司					
						本人					
		⑦成果が出るまで頑張り、責任を回避・他に転嫁しない。				上司					
						本人					
		⑧常に自己研鑽し、業務の質や効率、専門性を高めている。				上司					
						本人					
		⑨仕事上の相手や周囲から 感謝・信頼・支持されている。				上司					
						本人					
		⑩コスト意識を持って業務に取り組んでいる。				上司					
						本人					
	成果	目標管理制度における成果目標の達成度	遂行レベル	判断レベル	指導レベル	上司					
						本人					
医師	行動	①患者・利用者を全人的に理解し良好な人間関係を構築している。	遂行レベル（具体的な指示に基づいて業務遂行している。）	判断レベル（自ら判断力を発揮しながら業務遂行している。）	指導レベル（指導力を発揮しながら業務遂行している。）	上司					
						本人					
		②医療チームの一員として他職種の構成員と協力している。				上司					
						本人					
		③患者・利用者が抱える問題を的確に把握して対応している。				上司					
						本人					
		④常に医療事故の防止や院内感染のために行動している。				上司					
						本人					
		⑤症例提示と討論、カンファレンスや学術集会に積極的に参加している。				上司					
						本人					
		⑥保健・医療・福祉の各分野に配慮した診療計画を行っている。				上司					
						本人					
		⑦医療倫理や関連法令をふまえた最適な医療を提供している。				上司					
						本人					
	成果	①病院業績への貢献度	遂行レベル	判断レベル	指導レベル	上司					
						本人					
		②医療の質への貢献度				上司					
						本人					
		③組織運営への貢献度				上司					
						本人					

総合評価		S	A	B	C	D	本人コメント
	上司						
	本人						

様式 9_ 人事評価シート（2/2）

評価日　　　　　　　　　　評価者　　　　　　　　　　評価責任者

4級以上										
評価項目		期待水準			評価					
		4級	5級	6級		S	A	B	C	D
管理職系	①適時・的確な判断と部下や組織への方向付けを行っている。	係規模のグループや組織を指揮監督するレベル	課（科）規模の組織を統括管理指導するレベル	部規模の組織を統括管理指導するレベル	上司					
					本人					
	②部下や組織への動機付けを行い、その成長を促進している。				上司					
					本人					
	③組織的な問題や課題を的確に解決している。				上司					
					本人					
	④日常的なPDCAとQCD（品質・コスト・納期）の管理を行っている。				上司					
					本人					
	⑤業務の組織化、組織の継承、後継者の育成を行っている。				上司					
					本人					
専門職系	職種及び分野ごとのプロフェッショナルとしての指導性やスキルを発揮し、病院の事業に貢献している。				上司					
					本人					
管理	マネジメント機能の発揮を通じた目標達成	係レベルの成果	課レベルの成果	部レベルの成果	上司					
専門	プロフェッショナルとしての目標達成				本人					
医師	①患者・利用者との信頼関係を構築している。	監督レベル（診療科を指導監督している。）	管理レベル（診療科を管理統括している。）	管理レベル（診療部を管理統括している。）	上司					
					本人					
	②チーム医療を推進している。				上司					
					本人					
	③患者・利用者が抱える問題を総合的に解決している。				上司					
					本人					
	④医療事故・院内感染の防止に貢献している。				上司					
					本人					
	⑤スキルの向上と共有化に努めている。				上司					
					本人					
	⑥最適な診療計画を立案・実行している。				上司					
					本人					
	⑦社会的にも経済的にも最適な医療を提供している。				上司					
					本人					
	①病院業績への貢献度	科レベルの成果		病院全体への貢献	上司					
					本人					
	②医療の質への貢献度				上司					
					本人					
	③組織運営への貢献度				上司					
					本人					

評価者コメント	評価責任者コメント

・説明

① ここでは「人事評価の要素」として「行動」と「成果」の２要素を採用しました．ただし，「何を評価要素および評価項目として設定するか」は，人事評価制度の根幹にかかわる事項ですので，必ず各組織で十分な合意形成をおこなってください．

② 「行動」評価の具体的な項目は下記のとおりです．「成果」評価の要素は人事評価表上ではとくに定めません．前出「ＭＢＯ目標管理シート」における目標の困難度×達成度の評価が人事評価の「成果」評価に反映されます．

医師以外・非管理職層の「行動」評価の項目

１級～３級	期待水準		
	１級	２級	３級
①約束・時間・ルールを守り，基本に忠実である． ②つねに正確・迅速・丁寧に業務を進めている． ③だれに対しても誠実に，何に対しても勤勉に対応している． ④報告・連絡・相談を欠かさず，周囲の理解と協力を得ている． ⑤チームワークを重んじた行動や態度を選択している． ⑥課題や困難に取り組み，つねに努力・工夫・改善している． ⑦成果をあげるまで頑張り，責任を回避，ほかに転嫁しない． ⑧つねに自己研鑽し，業務の質や効率，専門性を高めている． ⑨仕事上の相手や周囲から感謝・信頼・指示されている． ⑩コスト意識を持って業務に取り組んでいる．	遂行レベル（具体的な指示にもとづいて業務遂行している．）	判断レベル（自ら判断力を発揮しながら業務遂行している．）	指導レベル（指導力を発揮しながら業務遂行している．）

医師以外・管理職層の「行動」評価の項目

４級以上		期待水準		
		４級	５級	６級
管理職系	①適時・的確な判断と部下や組織への方向付けをおこなっている． ②部下や組織への動機付けをおこない，その成長を促進している． ③組織的な問題や課題を的確に解決している． ④日常的な PDCA と QCD（品質・コスト・納期）の管理をおこなっている． ⑤業務の組織化，組織の継承，後継者の育成をおこなっている．	係規模のグループや組織を指揮監督指導するレベル	課（科）規模の組織を総括管理指導するレベル	部規模の組織の統括管理指導するレベル
専門職系	職種および分野ごとのプロフェッショナルとしての指導性やスキルを発揮し，病院の事業に貢献している．			

医師・非管理職層の「行動」評価の項目

<table>
<tr><th>評価項目</th><th>1級</th><th>2級</th><th>3級</th></tr>
<tr><td>①患者・医療者を全人的に理解し良好な人間関係を構築している．</td><td rowspan="7">遂行レベル（具体的な指示にもとづいて業務遂行している．）</td><td rowspan="7">判断レベル（自ら判断力を発揮しながら業務遂行している．）</td><td rowspan="7">指導レベル（指導力を発揮しながら業務遂行している．）</td></tr>
<tr><td>②医療チームの一員として他職種の構成員と協力している．</td></tr>
<tr><td>③患者・利用者が抱える問題を的確に把握して対応している．</td></tr>
<tr><td>④つねに医療事故の防止や院内感染の防止のために行動している．</td></tr>
<tr><td>⑤症例提示と討論，カンファレンスや学術集会に積極的に参加している．</td></tr>
<tr><td>⑥保健・医療・福祉の各分野に配慮した診療計画をおこなっている．</td></tr>
<tr><td>⑦医療倫理屋関連法令をふまえた最適な医療を提供している．</td></tr>
</table>

医師・管理職層の「行動」評価の項目

<table>
<tr><th colspan="2">評価項目</th><th>4級</th><th>5級</th><th>6級</th></tr>
<tr><td rowspan="7">医師</td><td>①患者・利用者との信頼関係を構築している．</td><td rowspan="7">監督レベル（診療科を指導監督している．）</td><td rowspan="7">管理レベル（診察課を管理統括している．）</td><td rowspan="7">管理レベル（診療部を管理総括している．）</td></tr>
<tr><td>②チーム医療を推進している．</td></tr>
<tr><td>③患者・利用者が抱える問題を総合的に解決している．</td></tr>
<tr><td>④医療事故・院内感染の防止に貢献している．</td></tr>
<tr><td>⑤スキルの向上と共有化に努めている．</td></tr>
<tr><td>⑥最適な診療計画を立案・実行している．</td></tr>
<tr><td>⑦社会定期にも経済的にも最適な医療を提供している．</td></tr>
</table>

③ 評価は「行動」評価と「成果」評価のそれぞれについて，評価対象者への期待水準に応じて下記の評語によっておこないます．

S（期待水準を大きく上回る）
A（期待水準をやや上回る）
B（ほぼ期待水準どおり）
C（期待水準をやや下回る）
D（期待水準を大きく下回る）

④各評語の分布のめやす（分布制限率＝同一職種・同一等級ごとの評価分布）についてはト記を想定しています．また，人事評価の結果を昇給に反映させる場合の昇給号数との対応関係は下表を想定しています．

表 9　人事評価の分布のめやす（事例）

評語	分布のめやす（分布制限率）	昇給号数
S	2 割	標準＋ 2 号
A		標準＋ 1 号
B	6 割	標準
C	2 割	標準－ 1 ～ 2 号
D		標準－ 2 ～ 3 号または昇給無し

注）人事評価も昇給原資もともに有限な経営資源のひとつなので,「分布制限」があるのは当然です.
　ただし「強制分布」とせず,「分布のめやす」とします.

⑤人事評価の職位昇任および等級昇格への反映については下表を想定しています.

表 10　職位昇任および等級昇格の要件（事例）

昇任・昇格区分	人事評価要件の例	その他の昇任・昇格要件
5 級職 ⇒ 6 級職	2 年間で A-S 以上	現等級での滞留 5 年以上 組織上の必要性 昇任試験＋病院長の推薦等
4 級職 ⇒ 5 級職	2 年間で A-A 以上	
3 級職 ⇒ 4 級職	2 年間で A-A 以上	
2 級職 ⇒ 3 級職	2 年間で B-A 以上	現等級での滞留 5 年以上＋所属長推薦
1 級職 ⇒ 2 級職	2 年間で B-B 以上	現等級での滞留 3 年以上＋所属長推薦

注）一定以上の人事評価を得た者が，所属長の推薦と院内の決裁を経て職位昇任し各職位に対応した
　等級に昇格します.

1 ～ 3 級職は，基本的に能力本位の処遇とし，一定以上の人事評価を得た者を原則として全員昇任・昇格させます．これに対して 4 級職以上の職位の数は，組織の規模等によって制約を受けますのでその能力を有する者の中から選抜します.

⑥「上司評価」は「指揮命令系統上の上位管理職」を想定していますが，評価者の選任は一律におこなうのでなく，「評価責任者」が適任者を個別に指名すべきです．また，評価の信頼性・妥当性・納得性を高めるために「本人評価」を前提としています.

⑦「周囲評価（本人の仕事ぶりをよく知る職場の同僚等による 360 度評価）」も評価の信頼性・妥当性・納得性を高めるためにたいへん有効です．ここでは，下記のような各層へのアセスメントを人事評価に先立っておこなうことを想定しています.

⇒ 2（4）「何が「人と組織」を成長させるのか」
「様式４「メンバーシップアセスメントシート」参照

様式 10_ リーダーシップアセスメントシート
（「病院の働き方改革」https://www.hrms-jp.com/hatarakikata/ から入手できます.）

様式 11_ マネジメント行動アセスメントシート
（「病院の働き方改革」https://www.hrms-jp.com/hatarakikata/ から入手できます.）

⑧ 人事評価はそれによって対象者の一生の方向性を左右しかねない重要な人事機能ですので，その「信頼性・妥当性・納得性」を保つために「評価はひとりでするな，一度でするな」が鉄則です.

その意味で，下図のように本人・周囲・上司・責任者による評価を多重的に組み合わせることが必要です.

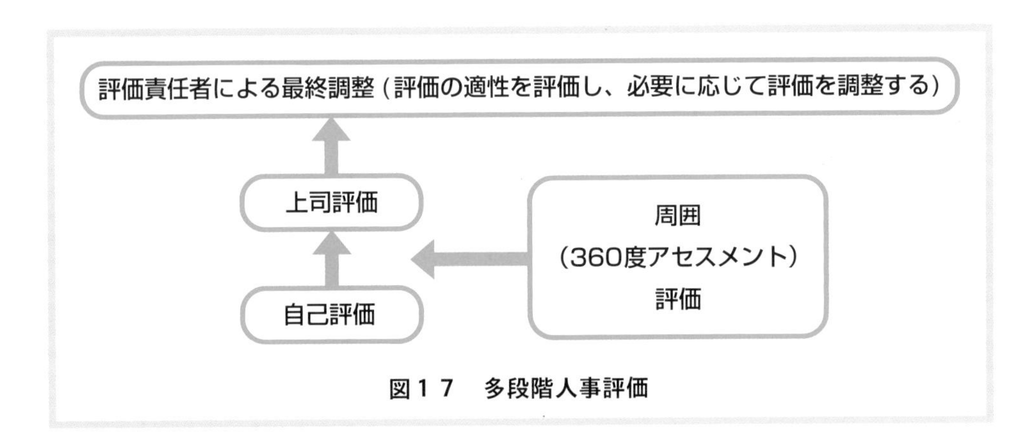

図１７　多段階人事評価

様式 10_リーダーシップアセスメントシート

被評価者所属氏名 ：　　　　評価者(匿名)　　　　記入年月日

1．リーダーとしての基本的なビヘイビア

No.	質問項目	1	2	3	4	5
01	個別具体的な指導を受けなくてもリーダーとして期待される言動や態度の選択をしていますか？					
02	職場のマナーやルールについて率先垂範してメンバーに示していますか？					
03	自分の考えや方法を押し付けず、メンバーの発案や自主性を引き出していますか？					
04	常に組織や職場の共通的な利益を優先し、そのために尽力していますか？					
05	メンバーに求めることを自らも実践していますか？					
06	メンバーの悩み事や困り事に耳を傾け、自らの経験をもとに解決に導いていますか？					
07	メンバーの自発的・内発的なモラールやモチベーションを喚起していますか？					
08	メンバーの成長を支援し促進していますか？					

2．リーダーとしてのコミュニケーション能力の発揮

No.	質問項目	1	2	3	4	5
09	誰に対しても分け隔てなく、敬意・誠実・親しみのある態度で接していますか？					
10	メンバーの言うことを肯定的に受容し、積極的に傾聴していますか？					
11	メンバーの事情や都合や感情に配慮し、思いやりのある態度や言動で接していますか？					
12	メンバーの心情や真意を斟酌していますか？					
13	メンバーに伝えべきことを適切に表現し、広く理解や共感を得ていますか？					
14	重要な事項は文書化してメンバーに周知徹底を図っていますか？					
15	話し合いの場に進んで参加し、常に前向きな提言をメンバーから引き出していますか？					
16	意見や利害の対立する相手とでも徒に争わず、より良い和解や合意に導いていますか？					
17	上位者からの指示を踏まえ、自分の責任と判断でメンバーに伝えていますか？					
18	上位者からより良い判断や指示を引き出すように報告・連絡・相談や提案を行っていますか？					
19	メンバーから適時適切な報告・連絡・相談が得られるように円満なコミュニケーションを行っていますか？					
20	常にメンバーの理解・支持・協力を引き出しながらチームワークで仕事をしていますか？					
21	メンバーの事情や心情に配慮した思いやりのあるコミュニケーションを行っていますか？					
22	コミュニケーションを促進する言動や態度を通じて、チームのコミュニケーションレベルを向上させていますか？					
23	チームとしての事実認識や問題意識や目的意識の共有化を図っていますか？					
24	上位者とも円満なコミュニケーションを行い、適時適切な判断や指示を引き出していますか？					

3．ヒューマンリレーションとチームビルディング

No.	質問項目	1	2	3	4	5
25	組織や職場の共通の利益になることに、自ら快く協力し、メンバーに示していますか？					
26	メンバー間の円満な人間関係を保つように配慮しながら言動や態度を選択し、メンバーにも求めていますか？					
27	メンバー間の相互理解と相互協力の関係を築くように言動や態度を選択し、メンバーにも求めていますか？					

4．チームとして計画的・効率的に仕事を進める。

No.	質問項目	1	2	3	4	5
28	いつまでに誰が何をしなければならないか、常にメンバーと共有していますか？					
29	あとで無駄なやり直しをしなくて良いように仕事の段取りや設計を十分にしていますか？					
30	急な指示や変動要素にも柔軟・迅速に対応できるように普段からチームとして準備していますか？					
31	メンバー間でお互いの仕事の成果を活用し合えるように配慮・工夫していますか？					
32	チームとして仕事のQCD（品質・納期・コスト）を常に意識し、改善向上していますか？					
33	定量的な進捗管理を行なっていますか？					

5．判断力を発揮しながら仕事をする。

No.	質問項目	1	2	3	4	5
34	指示待ちの姿勢でなく、自らの判断を加え、上位の判断を引き出しながら仕事を進めていますか？					
35	緊急性や突発性のある事態に直面しても冷静で合理的な判断に基づく選択をしていますか？					
36	独断に陥ることなく、メンバーや上位者とも十分に協議しながら組織的な合意形成を行っていますか？					

6．専門性と指導性を高める。

No.	質問項目	1	2	3	4	5
37	自分自身の専門性を深め、高める研究や調査や考察や提案をしていますか？					
38	自分の分担領域に関して第一人者としての見識を持ち、指導性を発揮していますか？					
39	メンバーからの報告・連絡・相談に対して適時・適切な指示や対応していますか？					
40	リーダーとして適時適確に組織的な判断や決定を行い、メンバーに指し示していますか？					
41	チームとして達成すべき目的や実現すべき価値についてメンバーに指し示していますか？					
42	チームとしての目的の達成や価値の実現に向けてメンバーを動機付けていますか？					

7．チームマネジメント

No.	質問項目	1	2	3	4	5
43	メンバーにミスやモレやワスレなど不注意を防ぎ、正確さを保つための工夫を求め、支援・指導していますか？					
44	メンバーに仕事の成果をリリースする前にもう一度相手の立場で再確認するよう求め、支援・指導していますか？					
45	メンバーに決められた期限や必要な時機までに余裕をもって仕事を完成するよう求め、支援・指導していますか？					
46	メンバーに苦手な仕事や相手のある仕事ほど早めに取りかかるよう求め、支援・指導していますか？					
47	メンバーが仕事を抱え込んだり、手遅れにならないよう求め、支援・指導していますか？					
48	メンバーに分かりやすさや使いやすさを意識して仕事にひと手間を加えるよう求め、支援・指導していますか？					
49	メンバーに途中で諦めず、有効な成果や解決が得られるまで努力するよう求め、支援・指導していますか？					
50	メンバーに他人のせいにしたり言い訳したりせずに自助努力するよう求め、支援・指導していますか？					

（評語） 5 いつもしている 4 概ねしている 3 どちらとも言えない 2 あまりしていない 1 ほとんどしていない

各質問項目ごとに、該当する評語の欄に「1」を入れて下さい。

様式 11_ マネジメント行動アセスメントシート

被評価者所属氏名 ：　　　　評価者(匿名)　　　　記入年月日

No.	項目	1	2	3	4	5
1.	Decision_ 適時適切な判断と選択を行っているか？					
01	必要な場面で時機を逸しない判断と選択を行っているか？					
02	確かな情報と合理的な根拠に基づいて判断と選択を行っているか？					
03	自らの判断と選択に最後まで責任を持っているか？					
04	現実に即した実行可能な判断と選択を行っているか？					
05	組織としての意思を統合しながら判断と選択を行っているか？					
2.	Orientation_あるべき方向/向かうべき方向を明確に指し示しているか？					
06	何が正しいかを指し示しているか？					
07	何が課題であり、どうすべきか指し示しているか？					
08	組織としての目的と目標を明確に指し示しているか？					
09	指示は簡潔明瞭で分かりやすいか？					
10	指示を周知徹底しているか？					
3.	Motivation_人と組織を正しく動機づけているか？					
11	当為(正しいこと、行うべきこと)に向けて人と組織を動機付けているか？					
12	目的の達成や価値の実現に向けて人と組織を動機付けているか？					
13	仕事(組織的協働)を通じた自己成長に向けて人と組織を動機付けているか？					
14	外圧的な動機付けでなく、内発的・自発的な動機付けを喚起しているか？					
15	組織内の動機付け促進要因を強化し、動機付け減衰要因を抑制しているか？					
4.	Education_人と組織の成長を促進しているか？					
16	「仕事(組織的協働)」を通じて人と組織の成長を促進しているか？					
17	人の成長段階に沿って人の成長を促進しているか？					
18	組織の成長段階に沿って組織の成長を促進しているか？					
19	日常的な観察と指導を通じて人と組織の成長を促進しているか？					
20	OJTとOffJTを上手く組み合わせながら人と組織の成長を促進しているか？					
5.	Communication_組織的なコミュニケーションを促進しているか？					
21	自らコミュニケーション能力を十二分に発揮しているか？					
22	自らオープンな言動・態度・思考・習慣で組織のコミュニケーションを促進しているか？					
23	組織としてのコミュニケーションレベルを向上させているか？					
24	組織としての意思統一や他組織との合意形成を行っているか？					
25	組織内のコミュニケーション促進要因を強化し、阻害要因を抑制しているか？					
6.	PDCA_仕事の管理は適切か？					
26	目標達成のための適正な計画を立てているか？					
27	日常の実行管理を確実に行っているか？					
28	進捗状況や中間成果の評価を適正に行っているか？					
29	評価をフィードバックしてプロセスの改善につなげているか？					
30	最後まで責任をもって組織としての成果を導いているか？					
7.	Evaluation_適正な評価をしているか？					
31	意義・目的・ルールに則った評価を行っているか？					
32	評価に信頼性(評価の安定性・確実性)はあるか？					
33	評価に妥当性(評価の合理性・有効性)はあるか？					
34	評価に納得性(被評価者から見た納得性)はあるか？					
35	評価を適切にフィードバックして被評価者の動機付けと成長促進につなげているか？					
8.	Organization_適正な組織づくりをしているか？					
36	人と仕事の組み合わせを常に最適化し、業務の効率と人の成長を同時に実現しているか？					
37	組織としての情報と意識の共有化を進めているか？					
38	組織としての業務ノウハウの共有化を進めているか？					
39	適正な業務分担やジョブローテーションにより組織が特定個人に依存し過ぎないようにしているか？					
40	One for All , All for One の組織原理を自ら実践し、組織内に徹底しているか？					
9.	Succession_後継者を育成しているか？					
41	計画的に後継者を育成・選抜しようとしているか？					
42	組織の維持発展のために最適な後継者を(公平無私の視点で)選考しているか？					
43	常に後継者の成長を促進するような配慮や働きかけを行っているか？					
44	組織が自分自身の個性に依存し過ぎないように業務上のノウハウ等の標準化や共有化を行っているか？					
45	自分がいなくても組織が維持できるような体制になっているか？					
	(その他：評価すべき事項があれば自由に付け加えて下さい。)					
46	倫理性					
47	先見性					
48	信頼性					
49	統率力					
50	人格性					

(評語) 5 いつもしている　4 概ねしている　3 どちらとも言えない　2 あまりしていない　1 ほとんどしていない

各質問項目ごとに、該当する評語の欄に「1」を入れて下さい。

(5) 人事評価のルール

裁判でさえ「絶対真正」ではあり得ないのですから，事業体がおこなう人事評価にどれだけ手を尽くしても，それが「絶対真正」であることはできず，せめて「信頼性･妥当性･納得性の高い人事評価」を目指すべきだというのが筆者の長年の持論です．

人事評価の適正さ＝人事評価の信頼性＋妥当性＋納得性

信頼性…何度評価しても概ね同じ結果が得られる（評価は 1 回でするな）．
妥当性…だれが評価しても概ね同じ結果が得られる（評価はひとりでするな）．
納得性…本人に聞いても概ね同じ結果が得られる（評価は本人にも聞け）．

ところで，人事評価に対する「不平や不満」は概ね，評価の基準が明確でない，評価が評価者によって異なる，納得のいく評価が得られない，ということに集約されますが，これに「そんなことはない」と「反論」するためには，以下の対応が必要です．

① 報告なければ評価なし

上司（評価者）と部下（被評価者）との間に，指揮命令－報告連絡 Report to の関係が，組織的に定義されていなければなりません．そもそも両者間に「組織的関係」が成り立っていなければ「評価」自体成り立ちません．

1）上司－部下の関係，評価者－被評価者の関係がメンバー間で定義されていること．
2）上司による指揮命令と部下による報告のコミュニケーションが確立していること．
3）組織の目的と価値が明確で，メンバーがその実現にコミットしていること．
4）個々のポジションにおける目標や権限や責任や役割や使命が定義されていること．
5）メンバーの個人的属性にかかわらず組織としての一般性・継続性が保たれていること．

② 信頼なければ評価なし

上司（評価者）と部下（被評価者）との間に，日常的な 2Way コミュニケーションにもとづく信頼関係が成立していなければなりません．（両者間に信頼関係が無いのに，人事評価が信頼されるはずがありません．）

③ 基準なければ評価なし

職種および職位等級ごとの「行動」評価の一般的共通的な評価基準（期待水準）は前述のとおりです．職種ごとのさらに専門的な評価基準（期待水準）は，人事部門や人事制度が直接関与するよりは，各職種の評価責任者の手によるべきでしょう．

また「成果」評価の評価基準（期待水準）は前出「3. MBO（目標管理）」で設定された目標の水準です．「達成度評価になじむ目標設定」が組織 - 上司 - 本人間の合意形成されることが必須条件です．

④　目標・観察・指導・育成なければ評価なし

上記①〜③を前提として，人事評価は，下記のような上司（評価者）－部下（被評価者）間のマネジメントサイクルのプロセスのひとつとしておこなわれるべきです．

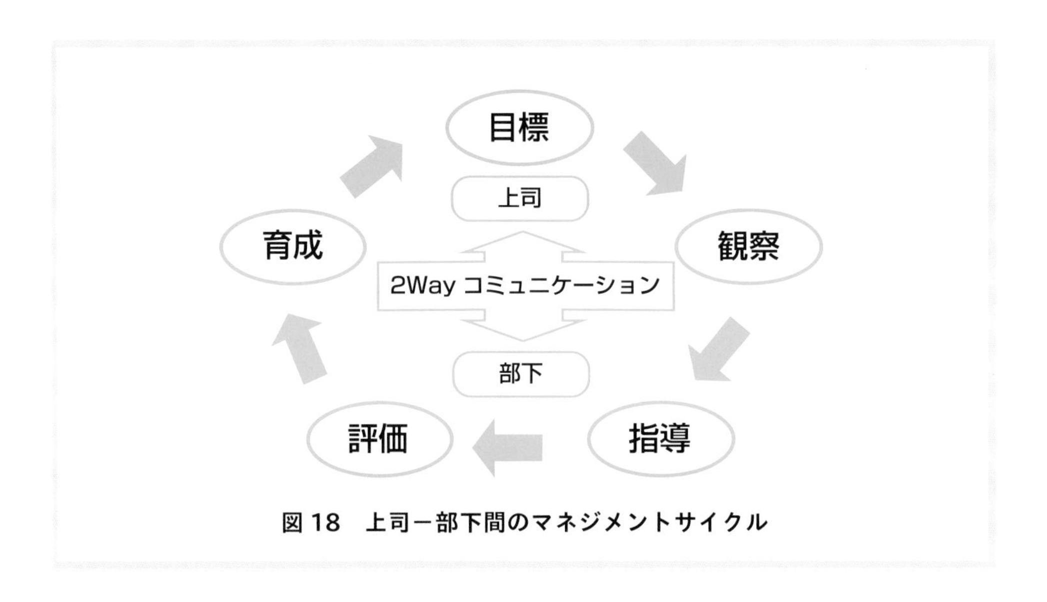

図 18　上司－部下間のマネジメントサイクル

・説明

1）毎事業年度の期首に上司－部下間で「目標」が設定・共有化され，それに向けた日常業務の遂行が上司によって「観察」され，適時適切な「指導（支援）」がおこなわれてこそ，適正な「評価」につながります．

2）「目標」の水準が評価基準であり期待水準であり，「観察」の基準であり，「指導」の基準です．「目標」なければ「観察」なく，「観察」なくして「指導」なく，「指導」なくして「評価」なし，です．

3）また，「評価」は上司から部下に適正にフィードバックされてこそ被評価者の動機付けと「育成（成長の促進）」につながります．このフィードバックのプロセスでは上司評価と本人の自己評価のギャップを埋めるコミュニケーションが必要です．

⑤　トレーニングなければ評価なし

評価者には，自ら陥りがちな心理誤差への自己認識が必要です．とくに直属上司による評価が「評価上のエラー」に陥っていないかどうか，部門長（評価責任者）による評価（評価を評価すること）が必要です．

⑥　適格性なければ評価なし

また，評価者には以下のような「適格性」が問われます．また，自らが陥りがちな心理誤差への認識と制御も必要です．これを身に付けるには，ただ一度の「評価者研修」では足りず，少なくとも数年以上にわたる評価者としての実務経験が必要です．

1）場合によっては人の一生を変えてしまいかねないという「評価」への謙抑性.
2）有限な経営資源（昇格・昇任・昇給）を「最適配分」するという経営感覚.
3）客観的な事実と自らの心証にもとづいて判断を下すという責任感と判断力.

表 11　評価者が陥りがちな心理誤差

対比効果	評価者が自分を基準にしてしまう．自分と似ていると甘く（厳しく）， 似ていないと厳しく（甘く）なりがち。相似効果ともいう．
初期印象効果	第一印象があとを引く．第一印象が良いと後々の評価まで甘くしてしまい， 第一印象が悪いと後々の評価まで厳しくしてしまう．
ハロー効果	部分的な特徴的心証を全体評価に及ぼしてしまう．ひとつの評価項目の評価を， 他の評価項目の評価に安易に類推適用してしまう．
中心化傾向	評価者に自信がない，軋轢を回避したいと思うと， 「どちらともいえない」評価になってしまう．
寛大化（厳格化）傾向	全体的に寛大な評価をおこなう評価者と，全体的に厳格な評価者に分かれる． 評価者の母集団の中での評価者自身の傾向を知るべき．
近接（期末）誤差	評価期間の末期にみられたことがらに影響を受ける． 評価期間の始まりから終わりまでの事実関係にもとづく判断が必要．

（6）人事評価制度への評価

人事評価制度を適正に運用するためには，その運用状況を評価して運用の改善に反映させることが必要です．つまり，「評価を評価する」という観点で，人事評価制度をより有効なものにするための PDCA マネジメントが必要です．

ある病院での人事評価制度への理解度や納得度，またその運用状況への満足度に関するアンケート結果を参考に供します．人事評価制度の意義や目的への理解度は概ね高いものの上司と部下の間で格差があります（次ページ表 12 Q1，Q2）．

人事評価制度がその意義・目的・ルールどおり運用されているか（次ページ表 12 Q3）となると上司・部下ともに満足度は低く，運用のカギとなる上司ー部下間のコミュニケーションと上司から部下への適切なフィードバック（次ページ表 12 Q4，Q5）の改善が課題です．

表 12　人事評価に対する評価（事例）

人事評価説明会出席者アンケート結果 有効回答数＝１２８		5	4	3	2	1	NA	AVRG
Ｑ１） 人事評価制度の意義や目的への理解・納得	評価者	23	48	3				4.3
	被評価者	11	31	11	1			4.0
Ｑ２） 人事評価の対象要素やルールについて	評価者	21	50	3				4.2
	被評価者	11	31	10	2			3.9
Ｑ３） 人事評価は意義・目的・ルールどおり運用されているか？	評価者	4	39	22	4	1	4	3.6
	被評価者	5	24	19	4	2		3.5
Ｑ４） 人事評価を通じて上司 - 部下間のコミュニケーションは？	評価者	2	32	21	3		16	3.6
	被評価者	5	18	15	5	1	10	3.5
Ｑ５） 人事評価は上司から部下へフィードバックされている？	評価者	2	33	16	8		15	3.5
	被評価者	6	14	18	4	1	11	3.5
Ｑ６） 人事評価の信頼性・妥当性・納得性	評価者	1	24	26	6	2	15	3.3
	被評価者	5	10	21	6		12	3.3

（7）人事評価制度の構築・導入・運用に関する経験則

人事評価制度を構築・導入し，効果的に運用するためにはどのようなことが必要か．以下は筆者がいくつかの病院での人事評価制度の設計・導入・運用の支援をおこなう中で得た経験則です．

①　評価の前に組織づくりが必要

上司・部下間に「指示・命令・支援」と「報告・連絡・相談」の関係や「意思疎通と信頼関係」が成り立っているかどうかを事前に検証し，改善しながら目標管理制度や人事評価制度の構築・導入・運用を進めることが必要です（評価の前に組織づくり）．

②　評価の前に目標・観察・指導が必要

さらに上司・部下間に，目標－観察－指導－評価－育成のマネジメントサイクル（前出）を成り立たせる努力が必要．とくに日常的な観察と指導がなければ評価が成り立たず，フィードバックがなければ評価の意味はありません．

③　評価目的の共有化が必要

評価すること自体が目的ではなく，人事評価制度の適正な運用を通じて組織的なコミュニケーションを改善・向上し，職員のモラールとモチベーションを高めることを主目的として評価者間・被評価者間で共有することが必要です．

④　評価基準は自前で

「何を評価するか（＝評価の要素や項目）」は「何を期待するか」と同義なので，決して「お仕着せ（借りもの）」にせず，評価者間での協議・調整時間をかけて合意を形成し，被評価者にも十分な説明を尽くすことが必要です．

⑤　評価の前のアセスメントが効果的

人事評価をおこなう前に期待水準（組織は人に何を期待しているか）を具体的に示す必要がある．その意味で「メンバーシップ」「リーダーシップ」「マネジメント行動」に関するアセスメントをおこなうことが効果的です．

⑥　評価も有限な経営資源として適正配分することが必要

人事評価を昇給や賞与の適正な配分に連動させるためには，適正な（信頼性・妥当性・納得性の高い）人事評価をおこなうための組織的習熟が必要．また人事評価も有限な経営資源のひとつとして適正な「分布制限」をおこなうべきです．

⑦　低い評価こそフィードバックが必要

高い評価でも低い評価でも，人事評価は評価者が被評価者に適時・適正にフィードバックして被評価者の動機付けや成長の促進につなげることが最も重要であり，それこそが評価者の義務です．

⑧　評価に対する評価の観点が必要

被評価者の動機付けと成長の促進につながる適正な評価をおこなうために，評価者には相当の経験と訓練が必要であり，評価責任者による「評価に対する評価と評価者へのフィードバック」が必要です．

⑨　評価の習熟と定着には期間が必要

人事評価制度の趣旨・目的・内容・方法・ルールの組織的な学習，それによる適正な（信頼性・妥当性・納得性の高い）人事評価がおこなわれるための組織的な検証と改善，評価の習熟と定着には少なくとも２～３年の期間が必要です．

5 処遇と報酬

人件費を管理可能費に

(1) 給与制度の設計・運用上の留意点

① 人件費の変動費化と管理可能化の必要性

経理的には人件費（給与費＋法定福利費等）は「固定費」とされ，「管理不可能費」であるとされますが，人事管理の観点からは，「人件費の変動費化と管理可能費化」が必要であり可能です.

下図は一般病院の開設者別の病院の平成27年度から平成29年度の医業収益率と人件費率の推移と相関を示したものですが，いずれの病院においても「医業収益率をプラスにするために人件費率を50%台前半にする必要がある」ことが分かります.

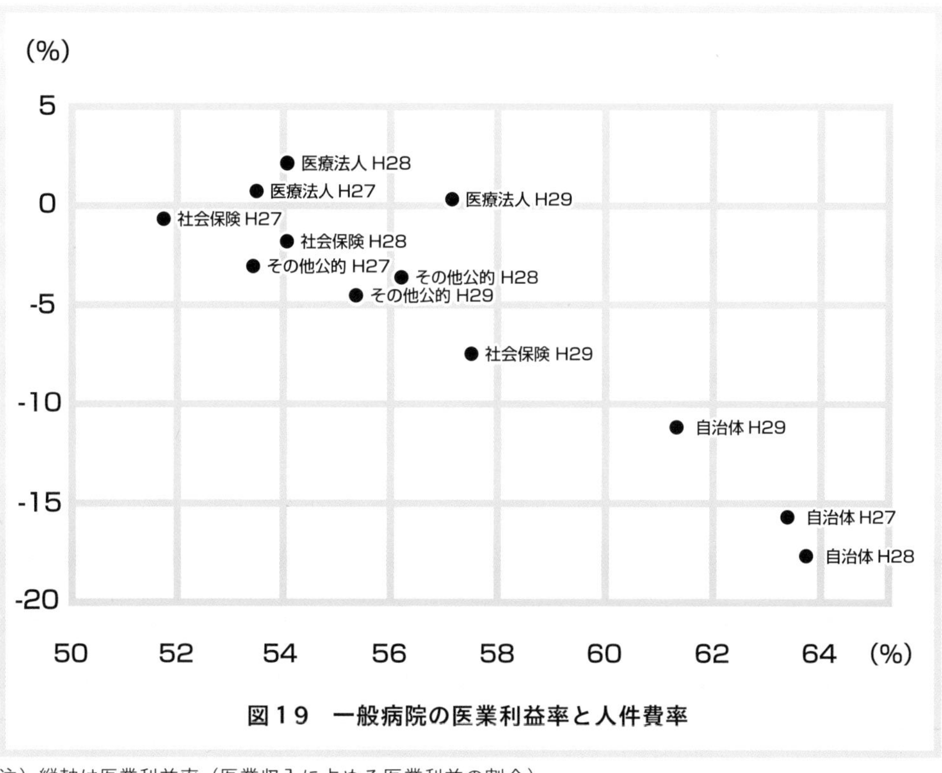

図19 一般病院の医業利益率と人件費率

注）縦軸は医業利益率（医業収入に占める医業利益の割合），
　　横軸は人件費率（医業収入に占める人件費の割合）.

＊データは厚生労働省「病院経営管理指標」の「一般病院」の開設者別（医療法人・自治体・社会保険関係団体・その他公的病院の4区分）の平成27年度～平成29年度の医業利益率と人件費率.
グラフ化は筆者.

② 人件費（給与費）を変動費化し，管理可能費化するためのポイント

1)「人件費率（給与費率）」を経営指標のひとつとして明示すること．病院の KPI のひとつとして人件費率（給与比率）の目標値を設定し，日常的な PDCA（Plan-Do-Check-Action）マネジメントサイクルを廻すこと．
2)「何に対して支払うか」というポリシーを明確化すること．「給与はだれに，何に応じて支払うか？」ということ明確にし，その趣旨目的に応じて給与制度を設計・運用すること．

表 13　給与設計の基本要件（事例）

対象	本給	時間外給	諸手当	賞　与
管理職群	組織管理を通じた事業貢献度に応じて支払う	対象外	支払うべき事由に応じて支払う	病院の業績とそれへの個人の貢献度に応じて支払う
専門職群	専門性の発揮を通じた事業貢献度に応じて支払う			
遂行職群	職能の発揮および職務の遂行度に応じて支払う	時間外労働に応じて支払う		
臨時職群	一定時間労務に服することに対して支払う			

3) 基本給の年功的・一律的昇給を抑制し，評価にもとづく昇給に改めること．
4) 法的な補償を除いて「ノーワーク・ノーペイ」原則を再度徹底すること．
5) 時間外勤務の管理を徹底し，時間外給を固定費化しないこと．
6) 諸手当の支給目的･支給対象･支給要件を明確化すること．言い換えれば「諸手当」を「一律的・固定的」な支給としないこと．このことは給与費の変動費化の観点からも，時間外給（割増賃金の算定基礎額の適正化の観点からも重要．
7) 給与と賞与の配分割合を適正化し，かつ賞与を業績連動型にすること．
8) 経営層および上位職位者に業績連動型の年俸制を導入すること．

(2) 本給（給料）表の設計事例

給与設計のためには，職種・等級ごとの本給の一覧表（給料表）が必要です．公務員給料表等の引き写しでなく，前記（1）の内容をふまえて各病院独自の給料表を作成し，独自の改訂ができるようにしてください．

• 給料表の作成手順（例）

①　前掲様式 _07「職位等級フレーム」（モデル）にもとづいて，職種ごと・等級ごとの標準的な滞留年数および職種ごと･等級ごとの本給（給料）の下限額･上限額を設定する．

②　職種ごと･等級ごとの 1 号（昇給の最小単位）あたりの本給（給料）の昇給額（「ピッチ」），1 年あたりの標準的な昇給号数，および職種ごと・等級ごとの号数を設定する．

様式 12_ 給料表の要件設定（事例）

（「病院の働き方改革」https://www.hrms-jp.com/hatarakikata/　から入手できます.）

様式 12_ 給料表の要件設定（事例）

		医師			医療技術職			看護職			事務職			看護補助等		
		職位	標準滞留年数	給料（本給）	職位	標準滞留年数	給料（本給）	職位	標準滞留年数	給料（本給）	職位	標準滞留年数	給料（本給）	職位	標準滞留年数	給料（本給）
6級	①上限額	副院長	－	年俸制	副院長	－	年俸制	副院長	－	年俸制	副院長	－	年俸制			
	②下限額															
	③号　数															
	④ピッチ															
5級	①上限額	部長	－	年俸制	部長	－	年俸制	部長	－	年俸制	部長	－	年俸制			
	②下限額															
	③号　数															
	④ピッチ															
4級	①上限額	医長	１０年	860,000	科長	１０年	395,500	師長	１０年	395,500	課長	１０年	395,500			
	②下限額			620,000			287,500			287,500			287,500			
	③号　数			30			60			60			60			
	④ピッチ			8,000			1,800			1,800			1,800			
3級	①上限額	主任医員	5年	620,000	主任	１０年	338,500	主任	１０年	338,500	主任	１０年	338,500	～長	－	254,000
	②下限額			515,000			236,500			236,500			236,500			212,000
	③号　数			15			60			60			60			60
	④ピッチ			7,000			1,700			1,700			1,700			700
2級	①上限額	医員	5年	515,000	技術職２級	5年	260,500	看護職２級	5年	260,500	事務職２級	5年	260,500	～主任	１０年	233,000
	②下限額			425,000			212,500			212,500			212,500			191,000
	③号　数			15			30			30			30			60
	④ピッチ			6,000			1,600			1,600			1,600			700
1級	①上限額	研修医	5年	425,000	技術職１級	5年	235,000	看護職１級	5年	235,000	事務職１級	5年	235,000	～員	１０年	212,000
	②下限額			350,000			190,000			190,000			190,000			170,000
	③号　数			15			30			30			30			60
	④ピッチ			5,000			1,500			1,500			1,500			700

• 説明

1. 職種ごと・等級ごとの標準的な滞留年数を 5 年～ 10 年の範囲で設定し，職種ごと・等級ごとの下限額と上限額を一般的な水準を参考に設定した.
   * 参考 :「2018 年版病院賃金実態資料」（医療経営情報研究所編・経営書院）

2. 1 年あたりの標準的な昇給号数を 3 号として職種ごと・等級ごとの号数を設定.
   医師　…　各等級の標準的な滞留年数× 3 号× 1
   技術・看護・事務　…　各等級の標準的な滞留年数× 3 号× 2
   看護補助等　…　各等級の標準的な滞留年数× 3 号× 2
   （医師は標準的な滞留年数以内で同一等級内の昇給と上位等級への昇格がおこなわれること，それ以外の職種については，標準的な滞留年数の 2 倍以内で同一等級内の昇給と上位等級の昇格がおこなわれることを想定した.）
3. 職種ごと・等級ごとの上限額は，当該職種・等級の最低限度額＋当該職種・等級の号数×当該職種・等級の 1 号あたりの昇給額（ピッチ）とした.

4. 職種ごと・等級ごとの下限額は，当該職種の直下の等級の下限額＋当該直下の等級の標準的な滞留年数×当該直下の等級の 1 号あたりの昇給額（ピッチ）とした.

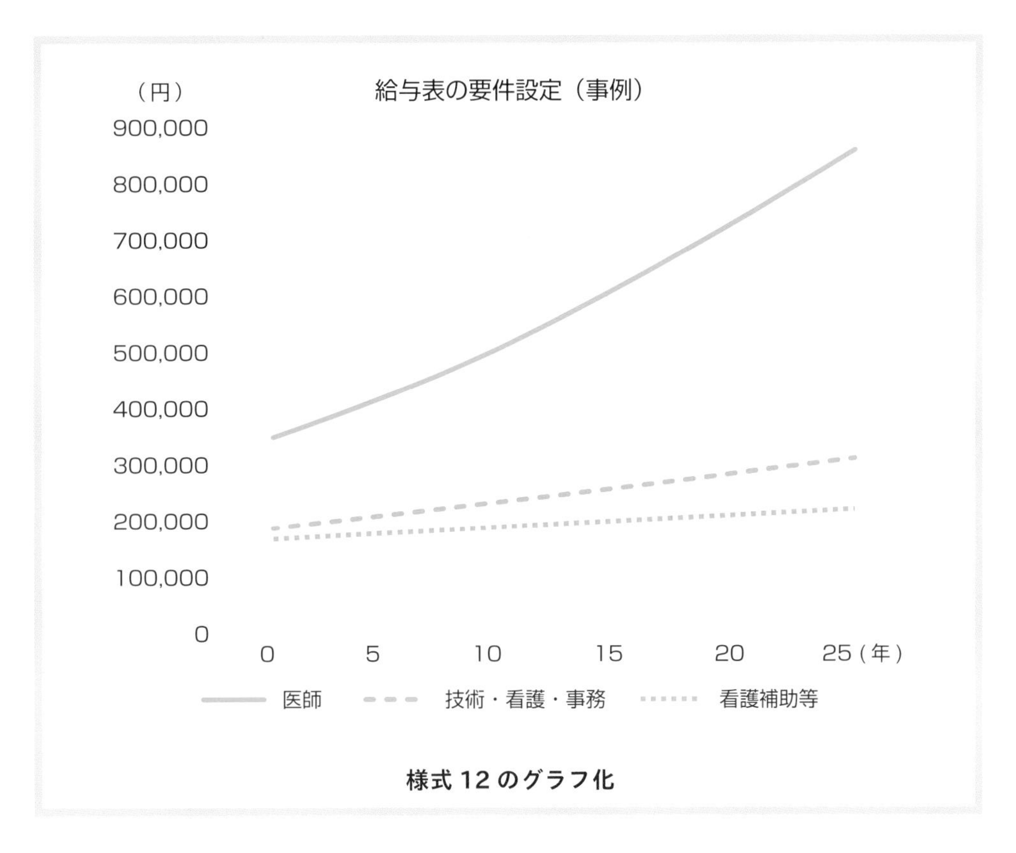

様式 12 のグラフ化

注）上記はあくまで給料表の作成手順を説明するうえでの「モデル」ですので，実際の職種区分，等級数，職種・等級ごとの下限額・上限額，職種・等級ごとの号数，1 年あたりの昇給号数，1 号あたりの昇給額は病院ごとに設定してください．

⇒　上記の設定要件にもとづいて，以下には，「医師」については同一等級内のピッチを固定し，「技術・看護・事務」および「看護補助」については，同一等級内のピッチを変動（標準滞留年数を起点にした後のピッチを半減）させた給与表の例を示します．

様式 13_ 給料表（事例）

（「病院の働き方改革」https://www.hrms-jp.com/hatarakikata/　から入手できます．）

様式 13_ 給料表（事例）(1/3)

医師の給与表の例：ピッチ固定版

号数	1級	ピッチ	2級	ピッチ	3級	ピッチ	4級	ピッチ
1	350,000		425,000		515,000		620,000	
2	355,000	5,000	431,000	6,000	522,000	7,000	628,000	8,000
3	360,000	5,000	437,000	6,000	529,000	7,000	636,000	8,000
4	365,000	5,000	443,000	6,000	536,000	7,000	644,000	8,000
5	370,000	5,000	449,000	6,000	543,000	7,000	652,000	8,000
6	375,000	5,000	455,000	6,000	550,000	7,000	660,000	8,000
7	380,000	5,000	461,000	6,000	557,000	7,000	668,000	8,000
8	385,000	5,000	467,000	6,000	564,000	7,000	676,000	8,000
9	390,000	5,000	473,000	6,000	571,000	7,000	684,000	8,000
10	395,000	5,000	479,000	6,000	578,000	7,000	692,000	8,000
11	400,000	5,000	485,000	6,000	585,000	7,000	700,000	8,000
12	405,000	5,000	491,000	6,000	592,000	7,000	708,000	8,000
13	410,000	5,000	497,000	6,000	599,000	7,000	716,000	8,000
14	415,000	5,000	503,000	6,000	606,000	7,000	724,000	8,000
15	420,000	5,000	509,000	6,000	613,000	7,000	732,000	8,000
上限	425,000	5,000	515,000	6,000	620,000	7,000	740,000	8,000

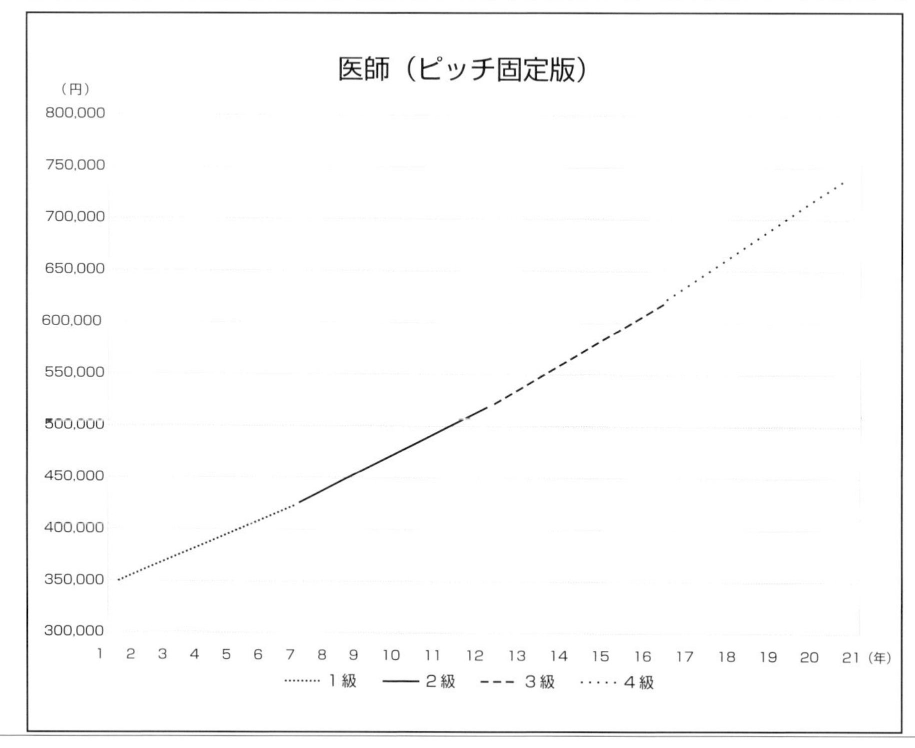

様式 13_ 給料表（事例）（2/3）

技術･看護･事務の給与表の例：ピッチ変動版

号数	1級	ピッチ	2級	ピッチ	3級	ピッチ	4級	ピッチ
1	190,000		212,500		236,500		287,500	
2	191,500	1,500	214,100	1,600	238,200	1,700	289,300	1,800
3	193,000	1,500	215,700	1,600	239,900	1,700	291,100	1,800
4	194,500	1,500	217,300	1,600	241,600	1,700	292,900	1,800
5	196,000	1,500	218,900	1,600	243,300	1,700	294,700	1,800
6	197,500	1,500	220,500	1,600	245,000	1,700	296,500	1,800
7	199,000	1,500	222,100	1,600	246,700	1,700	298,300	1,800
8	200,500	1,500	223,700	1,600	248,400	1,700	300,100	1,800
9	202,000	1,500	225,300	1,600	250,100	1,700	301,900	1,800
10	203,500	1,500	226,900	1,600	251,800	1,700	303,700	1,800
11	205,000	1,500	228,500	1,600	253,500	1,700	305,500	1,800
12	206,500	1,500	230,100	1,600	255,200	1,700	307,300	1,800
13	208,000	1,500	231,700	1,600	256,900	1,700	309,100	1,800
14	209,500	1,500	233,300	1,600	258,600	1,700	310,900	1,800
15	211,000	1,500	234,900	1,600	260,300	1,700	312,700	1,800
16	212,500	1,500	236,500	1,600	262,000	1,700	314,500	1,800
17	213,250	750	237,300	800	263,700	1,700	316,300	1,800
18	214,000	750	238,100	800	265,400	1,700	318,100	1,800
19	214,750	750	238,900	800	267,100	1,700	319,900	1,800
20	215,500	750	239,700	800	268,800	1,700	321,700	1,800
21	216,250	750	240,500	800	270,500	1,700	323,500	1,800
22	217,000	750	241,300	800	272,200	1,700	325,300	1,800
23	217,750	750	242,100	800	273,900	1,700	327,100	1,800
24	218,500	750	242,900	800	275,600	1,700	328,900	1,800
25	219,250	750	243,700	800	277,300	1,700	330,700	1,800
26	220,000	750	244,500	800	279,000	1,700	332,500	1,800
27	220,750	750	245,300	800	280,700	1,700	334,300	1,800
28	221,500	750	246,100	800	282,400	1,700	336,100	1,800
29	222,250	750	246,900	800	284,100	1,700	337,900	1,800
30	223,000	750	247,700	800	285,800	1,700	339,700	1,800
上限	223,750	750	248,500	800	–	–	–	–

号数	1級	ピッチ	2級	ピッチ	3級	ピッチ	4級	ピッチ
31					287,500	1,700	341,500	1,800
32					288,350	850	342,400	900
33					289,200	850	343,300	900
34					290,050	850	344,200	900
35					290,900	850	345,100	900
36					291,750	850	346,000	900
37					292,600	850	346,900	900
38					293,450	850	347,800	900
39					294,300	850	348,700	900
40					295,150	850	349,600	900
41					296,000	850	350,500	900
42					296,850	850	351,400	900
43					297,700	850	352,300	900
44					298,550	850	353,200	900
45					299,400	850	354,100	900
46					300,250	850	355,000	900
47					301,100	850	355,900	900
48					301,950	850	356,800	900
49					302,800	850	357,700	900
50					303,650	850	358,600	900
51					304,500	850	359,500	900
52					305,350	850	360,400	900
53					306,200	850	361,300	900
54					307,050	850	362,200	900
55					307,900	850	363,100	900
56					308,750	850	364,000	900
57					309,600	850	364,900	900
58					310,450	850	365,800	900
59					311,300	850	366,700	900
60					312,150	850	367,600	900
上限	–	–	–	–	313,000	850	368,500	900

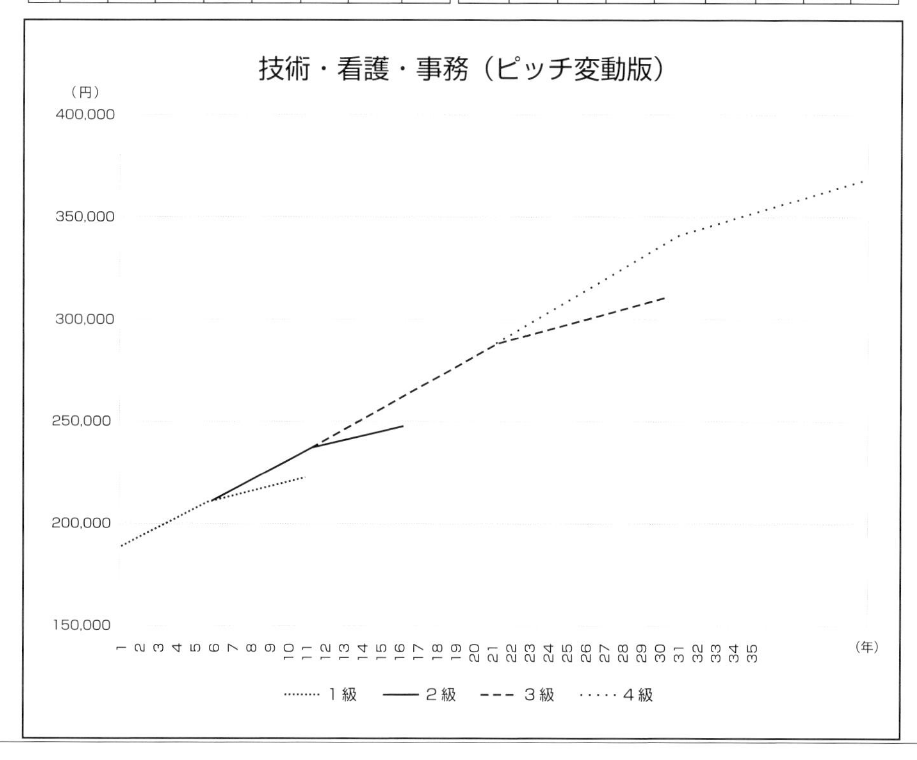

様式 13_ 給料表（事例）（3/3）

看護補助の給与表の例：ピッチ変動版

号数	1級	ピッチ	2級	ピッチ	3級	ピッチ
1	170,000		191,000		212,000	
2	170,700	700	191,700	700	212,700	700
3	171,400	700	192,400	700	213,400	700
4	172,100	700	193,100	700	214,100	700
5	172,800	700	193,800	700	214,800	700
6	173,500	700	194,500	700	215,500	700
7	174,200	700	195,200	700	216,200	700
8	174,900	700	195,900	700	216,900	700
9	175,600	700	196,600	700	217,600	700
10	176,300	700	197,300	700	218,300	700
11	177,000	700	198,000	700	219,000	700
12	177,700	700	198,700	700	219,700	700
13	178,400	700	199,400	700	220,400	700
14	179,100	700	200,100	700	221,100	700
15	179,800	700	200,800	700	221,800	700
16	180,500	700	201,500	700	222,500	700
17	181,200	700	202,200	700	223,200	700
18	181,900	700	202,900	700	223,900	700
19	182,600	700	203,600	700	224,600	700
20	183,300	700	204,300	700	225,300	700
21	184,000	700	205,000	700	226,000	700
22	184,700	700	205,700	700	226,700	700
23	185,400	700	206,400	700	227,400	700
24	186,100	700	207,100	700	228,100	700
25	186,800	700	207,800	700	228,800	700
26	187,500	700	208,500	700	229,500	700
27	188,200	700	209,200	700	230,200	700
28	188,900	700	209,900	700	230,900	700
29	189,600	700	210,600	700	231,600	700
30	190,300	700	211,300	700	232,300	700

号数	1級	ピッチ	2級	ピッチ	3級	ピッチ
31	191,000	700	212,000	700	233,000	700
32	191,350	350	212,350	350	233,350	350
33	191,700	350	212,700	350	233,700	350
34	192,050	350	213,050	350	234,050	350
35	192,400	350	213,400	350	234,400	350
36	192,750	350	213,750	350	234,750	350
37	193,100	350	214,100	350	235,100	350
38	193,450	350	214,450	350	235,450	350
39	193,800	350	214,800	350	235,800	350
40	194,150	350	215,150	350	236,150	350
41	194,500	350	215,500	350	236,500	350
42	194,850	350	215,850	350	236,850	350
43	195,200	350	216,200	350	237,200	350
44	195,550	350	216,550	350	237,550	350
45	195,900	350	216,900	350	237,900	350
46	196,250	350	217,250	350	238,250	350
47	196,600	350	217,600	350	238,600	350
48	196,950	350	217,950	350	238,950	350
49	197,300	350	218,300	350	239,300	350
50	197,650	350	218,650	350	239,650	350
51	198,000	350	219,000	350	240,000	350
52	198,350	350	219,350	350	240,350	350
53	198,700	350	219,700	350	240,700	350
54	199,050	350	220,050	350	241,050	350
55	199,400	350	220,400	350	241,400	350
56	199,750	350	220,750	350	241,750	350
57	200,100	350	221,100	350	242,100	350
58	200,450	350	221,450	350	242,450	350
59	200,800	350	221,800	350	242,800	350
60	201,150	350	222,150	350	243,150	350
上限	201,500	350	222,500	350	243,500	350

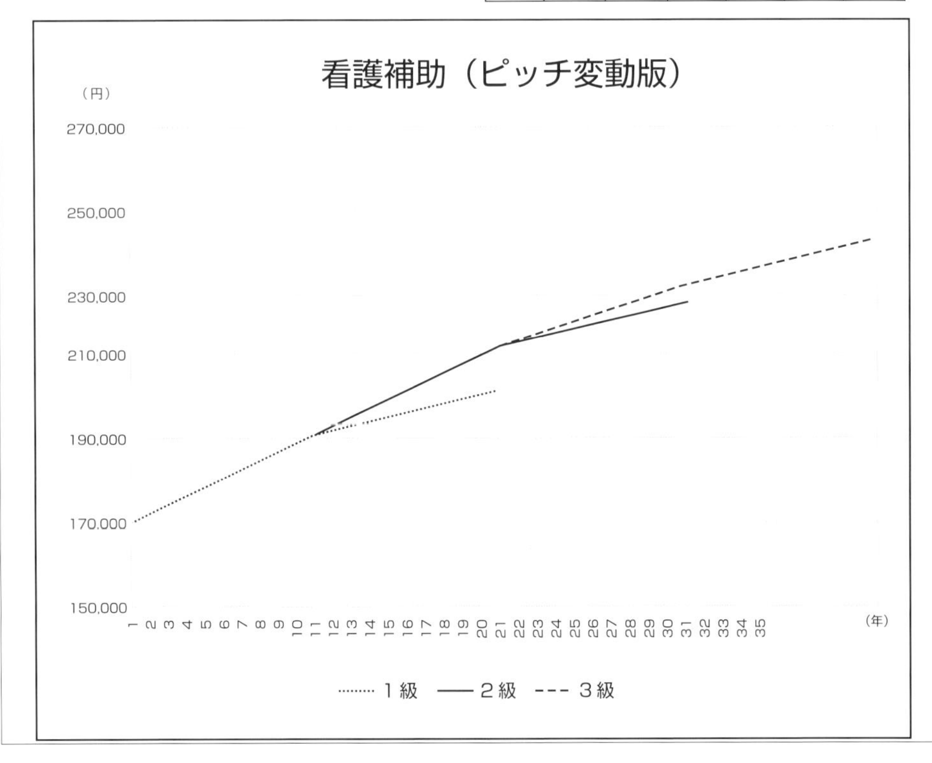

(3) 賞与制度の設計事例

給与費を変動費化するためには，賞与を業績連動型にすることが必要です．そのための，賞与の算定式は，たとえば次のように定めます．

賞与額（年）＝給与月額（本給＋役職手当等）×事業業績係数×個人業績係数

1）賞与は，たとえば「事業業績および個人業績に応じて支払う.」ものと規定し，「支払いを約束するものでない.」ことを契約上・規定上・運用上，明記すべきです．
2）事業業績係数は，事業の経常利益に連動させて毎年定めるのがよいでしょう．これにさらに個人業績係数を乗じることも，インセンティブとして効果的です．
3）個人業績係数は，人事評価とは別に，より短期的·応報的観点での賞与評価をおこなった結果にもとづいて定めるのがよいでしょう．

表 14 賞与の業績係数（事例）

経常利益	事業業績係数		個人業績係数
	1～3級	4級以上	
～円以上	4.0	6.0	S＝1.2
～円以上～円未満	3.5	5.0	A＝1.1
～円以上～円未満	3.0	4.0	B＝1.0
～円以上～円未満	2.5	3.0	C＝0.9
～円未満	2.0	2.0	D＝0.8

注）「標準」を1～3級は年間3か月，4～6級は年間4か月と設定しました．

・人事評価と賞与評価の区別について

人事評価は既述のとおり，たとえば本人の態度や能力や実績という，長期的育成的観点での評価であって，職位の昇任や等級の昇格，基本給（給料）の昇給に反映されますので，比較的長期的安定的に推移するのが通常です．

これに対して賞与評価は，毎年度の期間業績とそれへの貢献度を評価するので，短期的応報的観点での評価であって，当期の賞与支給額に反映されますので，比較的短期的変動的に推移するのが通常です．

(4) 年俸制の設計事例

ある病院では，上位職位の職員を対象に「年俸制」を適用しています．年俸は「基本年俸」と「業績年俸」から構成し，毎年1回，理事長・病院長からのヒアリングを通じて病院事業への貢献度評価をおこない，その結果にもとづいて改定をおこないます．

①　対象者（例）

下記のいずれかに該当する者
- ・病院長および副病院長
- ・診療各科の部長
- ・技術，看護，事務の各部門の部長
- ・その他

注）年俸制は裁量性が高く，業績責任の重い上位の職位階層に適用すべきです．

②　移行措置

年俸制に移行する前年度の給料月額・固定手当・変動手当の実績にもとづいて年俸制に移行する新年度の「基本年俸」を定め，年俸制に移行する前年度の賞与の実績にもとづいて年俸制に移行する新年度の「業績年俸」を定める．

注）年俸には通常発生する超過勤務に対する手当の額と賞与の額を含みますので，月俸制から年俸制に移行する際には，個々人ごとに月俸制における実績を移行することとしました．

③　年俸改定について

年１回(12月ごろ)に「病院長ヒアリング」をおこない，年俸制の対象者が，当年度の各科・各人の自己評価と来年度の目標（収益目標・数値目標だけでなく，各科が選定する質目標も）を文書で説明することとしています．

上記の内容をふまえ，最終的には理事長が，病院の業績や，各科・各人の総合的な貢献度（病院業績への貢献・医療の質への貢献・その他の貢献）をランク付けし，そのランク付けに応じて昇給原資を配分することとしています．

基本年俸の改定・・・比較的長期的な業績や貢献度を反映させる．
業績年俸の改定・・・比較的短期的な業績や貢献度を反映させる．

参考：年俸制に関する最高裁判決 2017 年 7 月 7 日の要旨とそれへの対応

（判決要旨）
http://www.courts.go.jp/app/hanrei_jp/detail2?id=86897
アクセス日時：2019 年 6 月 3 日（火）11：20

1）割増賃金をあらかじめ基本給等に含める方法で支払う場合においては，労働契約における基本給等の定めにつき，通常の労働時間の賃金に当たる部分と割増賃金に当たる部分を判別することができることが必要である．

2）両当事者間においては，本件時間外規程にもとづき支払われるもの以外の時間外労働等に対する割増賃金を年俸に含める旨の本件合意がされていたものの，このうち時間外労働等に対する割増賃金に当たる部分は明らかにされていなかった．

3）上告人に支払われた賃金のうち時間外労働等に対する割増賃金として支払われた金額を確定することができず，上告人に支払われた年俸について，通常の労働時間の賃金に当たる部分と割増賃金に当たる部分とを判別することはできない．
4）したがって，被上告人の上告人に対する年俸の支払いにより，上告人の時間外労働および深夜労働に対する割増賃金が支払われたということはできない．これと異なる原審の判断には，判決に影響を及ぼすことが明らかな法令の違反がある．

下記は，上掲判決への筆者のコメントです．

1）年俸制を裁量性の低い（管理監督的立場にない，本来法定の時間外給を支給しなければならないレベルの）医師に適用すべきではありません．
2）年俸制に移行する（または年俸制を適用する）場合には年俸額に何時間分の時間外給が含まれるかを個別に通知すべきです．
3）年俸制の対象者であっても年俸額に含まれる時間外給が法定の時間外給に満たないと判断される場合は年俸額の見直しや年俸制の適用を除外することが必要です．

下記は，上掲判決をふまえた年棒制の要件です．

1）個別契約の期間は原則として 1 年更新とし，毎年，個人別に更新する．
2）更新条件はあらかじめ約定しておくほうがよい．複数年契約も可．
3）年俸は過去 1 年間の実績と今後 1 年間の期待にもとづいて個別に決定する．
4）ただし，あらかじめ何らかの基準で標準的な額を「年俸表」にしておくと便利．
5）通勤手当などの必要経費的諸手当は本俸とは別に規程により支給するほうがよい．
6）退職給付はおこなわないか，本俸とは別に契約継続年数に応じて支給してもよい．
7）賞与は支給しないか，本俸とは別に支給要件を約定して支給してもよい．
8）年俸の支給方法は年俸額を 12 等分して毎月支払うほうがよい．

（5）退職給付制度の設計事例

退職給付は，給与費の中で大きな比率を占めますので，給与費の変動費化・管理可能費化のうえで再検討が必要です．

①　退職給付制度の要 / 否を判断する

必ずしも全ての病院に退職給付制度が必要なわけではありません．まずは退職金制度や退職年金制度等の退職給付制度の要否判断が必要です．

表 15　退職給付制度の導入状況（%）

	退職給付制度がある	内訳		
		退職一時金のみ	退職年金のみ	量制度併用
医療・福祉	87.3	88.6	3.8	7.6
全産業計	80.5	73.3	8.6	18.1

厚生労働省「平成 30 年就労条件総合調査」より

【退職給付制度があったほうがよいという考え方】

1）公的年金（国民年金・厚生年金）だけでは退職後の生活保障が不十分だから．
2）福利厚生条件のひとつとして採用や募集のうえで有利に働く場合があるから．
3）雇用を長期に安定させるようにも退職を促進するようにも設計できるから．

【退職給付制度がなくてもよいという考え方】

1）人件費（固定費）や退職給付債務の増加を可能な限り抑制したい．
2）就業の対価は給与や賞与で払いきる．あとは個人の自己解決の問題．
3）運用利率も低迷しており独自の退職給付制度のメリットも少なくリスクも多い．

②　何に対して（何に応じて）支給するかを決める

勤続年数×勤続期間中の貢献度とするのが一般的です．毎年の人事評価が「本給（給料）」に反映されているものとするならば，退職給付の額は，退職時の本給（給料）の月額×勤続年数に応じて定める乗率とするのがよいでしょう．

③　退職一時金とするか退職年金とするかの選択をする

次に，退職一時金とするか企業年金とするかの判断が必要です．
1）年金制度は制度が複雑・難解になりがちで運用上のコストが発生する．
2）年金原資の運用についても利回りがあまり期待できない．
3）外部積立とする場合のリスクも無視できない．

④　外部積積立するか内部積立とするかの選択をする

外部積立の退職一時金制度とする場合には，「中小企業退職金共済」への加入が簡便です．毎月の掛け金の額を個人ごとに決めて拠出すれば，退職時に運用益を付加した退職金が支払われます．

* 中小企業退職金共済については下記参照
http://chutaikyo.taisyokukin.go.jp/index.html
アクセス日時：2019 年 6 月 9 日 11:27

⑤ 退職金制度を設計する

以下には，（1）退職給付制度は必要，（2）支給額は勤続年数×退職時の給料（本給）×勤続年数に応じた乗率，（3）退職一時金のみ，（4）原資は内部積立，事業主が掛け金全額を拠出する，という前提で退職金制度の設計手順について説明します．

まずは一般的な企業の退職金支給水準を参考に，勤続年数に応じたおおよその支給水準と支給基準（本稿では毎年４月１日時点の満在職年数とします.）に応じた支給カーブを描いてください.

表 16　退職一時金の支給実態

勤続年数	定年退職金（万円）
20 ～ 24 年	1,058
25 ～ 29 年	1,106
30 ～ 34 年	1,658
35 年以上	1,897

* 厚生労働省「平成 30 年就労条件総合調査結果の概況」より
勤続 20 年以上かつ 45 歳以上の大卒・定年退職者の 1 人あたり退職一時金の平均支給額
https://www.mhlw.go.jp/toukei/itiran/roudou/jikan/syurou/18/index.html
アクセス日時：2019 年 6 月 8 日 15：58

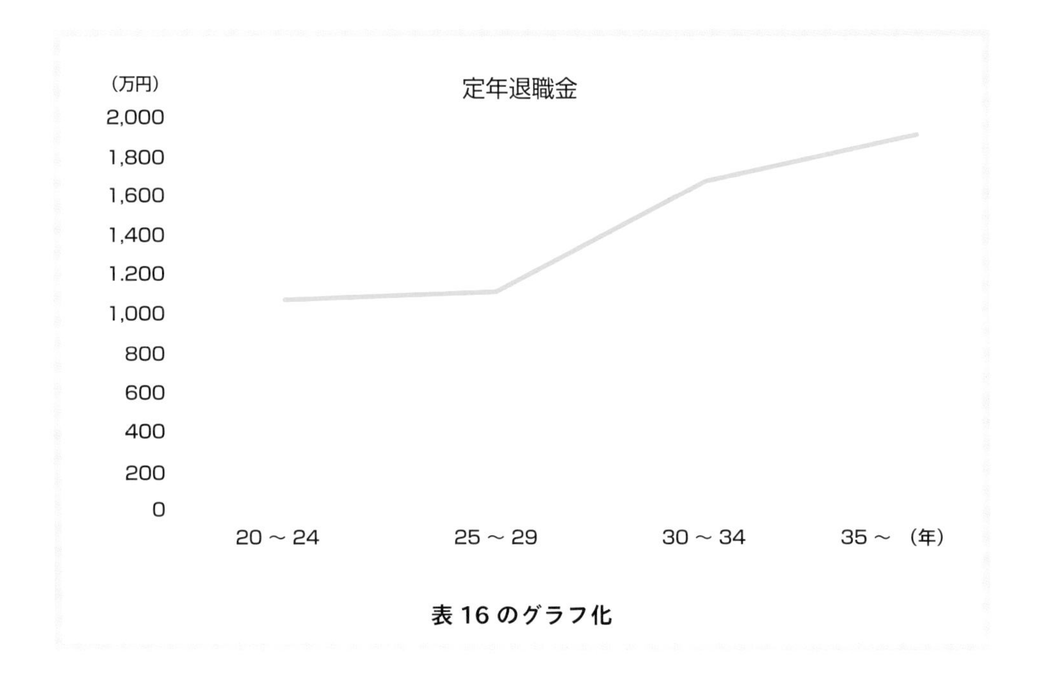

表 16 のグラフ化

これを参考にしながら，勤続年数に応じた標準的な（同一職位等級での標準的な滞留年数を経て昇給した本給（給料）に応じて支給される）退職一時金の支給額のカーブを描きます．

様式 14_ 退職一時金の設計例

（「病院の働き方改革」https://www.hrms-jp.com/hatarakikata/　から入手できます．）

様式 14_ 退職一時金の設計例

①満勤続年数	②標準退職金（万円）	③ピッチ（万円）	④本給モデル（円）	②÷④	③÷④
0年	0		190,000		
1年	0		194,500		
2年	0		199,000		
3年	0		203,500		
4年	0		208,000		
5年	60		212,500	2.82	
6年	105	45	217,300	4.83	2.07
7年	151	46	222,100	6.80	2.07
8年	198	47	226,900	8.73	2.07
9年	246	48	231,700	10.62	2.07
10年	295	49	236,500	12.47	2.07
11年	346	51	241,600	14.32	2.11
12年	399	53	246,700	16.17	2.15
13年	454	55	251,800	18.03	2.18
14年	511	57	256,900	19.89	2.22
15年	570	59	262,000	21.76	2.25
16年	630	60	267,100	23.59	2.25
17年	691	61	272,200	25.39	2.24
18年	753	62	277,300	27.15	2.24
19年	816	63	282,400	28.90	2.23
20年	880	64	287,500	30.61	2.23
21年	945	65	292,600	32.30	2.22
22年	1,010	65	297,700	33.93	2.18
23年	1,075	65	302,800	35.50	2.15
24年	1,140	65	307,900	37.03	2.11
25年	1,205	65	313,000	38.50	2.08
26年	1,270	65	318,100	39.92	2.04
27年	1,335	65	323,200	41.31	2.01
28年	1,400	65	328,300	42.64	1.98
29年	1,465	65	333,400	43.94	1.95
30年	1,530	65	338,500	45.20	1.92
31年	1,580	50	346,900	45.55	1.44
32年	1,620	40	352,300	45.98	1.14
33年	1,650	30	357,700	46.13	0.84
34年	1,670	20	363,100	45.99	0.55
35年	1,680	10	368,500	45.59	0.27

・**説明**

1）退職給付は勤続年数が５年未満の者には支給しないこととしました．
2）勤続５年の支給額を 60 万円（一般的水準）として以降，勤続１年あたりの増加額（ピッチ）を，全体に支給額が「S 字カーブ」を描くように定めました．
3）本給モデルは標準的な滞留年数を経て等級昇格した場合の本給の月額です．
4）②÷④は支給額が本給の月額の何倍に相当するか，③÷④は１年あたりの増加額が本給の月額の何倍に相当するかを示します．

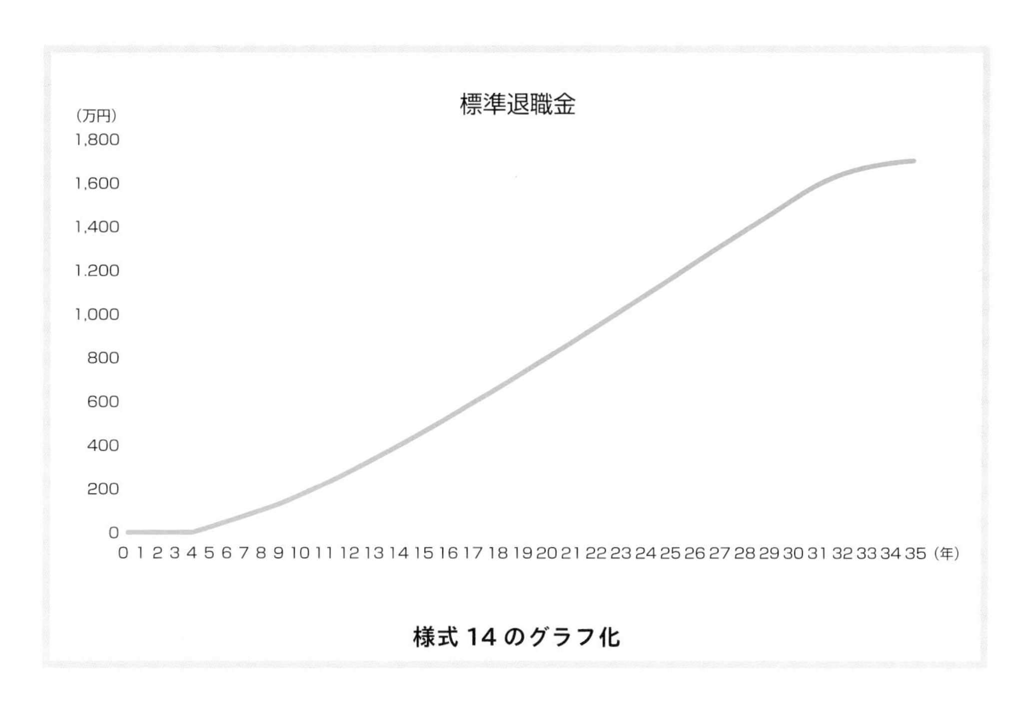

様式 14 のグラフ化

（6）処遇と報酬 _ 同一労働同一賃金への対応

「働き方改革」に関連する法改正がおこなわれています．病院職員の処遇と報酬を検討するうえでは，とくに「同一労働同一賃金」への対応が重要です．この稿では，法改正の内容と政府の「ガイドライン」の内容をふまえた，実務的な対応の方法を紹介します．

①　短時間勤務および有期契約職員に対する均衡・均等待遇に関する法改正について

1）「短時間労働者の雇用管理の改善等に関する法律」（「パートタイム労働法」，1994 年施行）は，その後の改正を経て，短時間労働者の均衡待遇（第８条）および均等待遇（第９条）に関して次のように定めています．

（注）以下，「均衡待遇」とは「前提条件が違えばそれに応じた不合理でない待遇をしなければならない．」という待遇の原則，「均等待遇」とは，「前提条件が同じなら同じ待遇をしなければならない．」という待遇の原則をいうものとします．

（短時間労働者の待遇の原則）

第８条　事業主が，その雇用する短時間労働者の待遇を，当該事業所に雇用される通常の労働者の待遇と相違するものとする場合においては，当該待遇の相違は，当該短時間労働者および通常の労働者の業務の内容および当該業務に伴う責任の程度（以下「職務の内容」という.），当該職務の内容および配置の変更の範囲その他の事情を考慮して，不合理と認められるものであってはならない.

（通常の労働者と同視すべき短時間労働者に対する差別的取扱いの禁止）

第９条　事業主は，職務の内容が当該事業所に雇用される通常の労働者と同一の短時間労働者であって，当該事業所における慣行その他の事情からみて，当該事業主との雇用関係が終了するまでの全期間において，その職務の内容および配置が当該通常の労働者の職務の内容および配置の変更の範囲と同一の範囲で変更されると見込まれるものについては，短時間労働者であることを理由として，賃金の決定，教育訓練の実施，福利厚生施設の利用その他の待遇について，差別的取扱いをしてはならない.

2）また,「労働契約法」（2008 年施行）は，2012 年の改正（翌年４月１日施行）を経て，契約期間の定めがある，有期雇用の労働者に対する均衡待遇について，次のように定めています.

（期間の定めがあることによる不合理な労働条件の禁止）

第 20 条　有期労働契約を締結している労働者の労働契約の内容である労働条件が，期間の定めがあることにより同一の使用者と期間の定めのない労働契約を締結している労働者の労働契約の内容である労働条件と相違する場合においては，当該労働条件の相違は，労働者の業務の内容および当該業務に伴う責任の程度（以下この条において「職務の内容」という.），当該職務の内容および配置の変更の範囲その他の事情を考慮して，不合理と認められるものであってはならない.

3）その後,「働き方改革関連法」として,「短時間労働者および有期雇用労働者の雇用管理の改善等に関する法律」（「パートタイム・有期雇用労働法」）が成立し，2020 年４月１日から（中小企業は 2021 年４月１日から）施行されることとなりました.

これによって,「パートタイム労働法」は改正されて,「パートタイム･有期雇用労働法」となり，労働契約法第 20 条は削除されて,「パートタイム・有期雇用労働法」第８条に移行することとなりました.

パートタイム・有期雇用労働法

（不合理な待遇の禁止）

第８条　事業主は，その雇用する短時間・有期雇用労働者の基本給，賞与その他の待遇のそれぞれについて，当該待遇に対応する通常の労働者の待遇との間において，当該短時間・有期雇用労働者および通常の労働者の業務の内容および当該業務に伴う責任の程度（以下「職務の内容」という.），当該職務の内容および配置の変更の範囲その他の事情のうち，当該待遇の性質および当該待遇をおこなう目的に照らして適切と認められるものを考慮して，不合理と認められる相違を設けてはならない.

（通常の労働者と同視すべき短時間・有期雇用労働者に対する差別的取扱いの禁止）

第９条　事業主は，職務の内容が通常の労働者と同一の短時間・有期雇用労働者であって，当該事業所における慣行その他の事情からみて，当該事業主との雇用関係が終了するまでの全期間において，その職務の内容および配置が当該通常の労働者の職務の内容および配置の変更の範囲と同一の範囲で変更されることが見込まれるものについては，短時間・有期雇用労働者であることを理由として，基本給，賞与その他の待遇のそれぞれについて，差別的取扱いをしてはならない．

これによって，同一企業内において，通常の労働者とそれ以外の短時間勤務または有期雇用労働者との間で，基本給や賞与などのあらゆる待遇について，不合理な待遇差を設けることが改めて禁止されることとなりました．

また，短時間勤務または有期雇用労働者は，「正社員との待遇差の内容や理由」などについて，事業主に説明を求めることができるようになり，事業主は，当該労働者から求めがあった場合は，これに応じて説明をおこなわなければなりません．

いかなる待遇の相違が不合理と認められるものであり，いかなる待遇の相違が不合理と認められるものでないのか等の原則となる考え方および具体例は，「同一労働同一賃金ガイドライン」（平 30.12.28 厚生労働省告示第 430 号）で定められています．

②　同一労働同一賃金ガイドラインについて

以下は「同一労働同一賃金ガイドライン」（厚生労働省告示第 430 号平成 30 年 12 月 28 日）を図表化したものです．

表１７　同一労働同一賃金ガイドライン

<基本給について>

① 労働者の職業経験・能力に応じて支給する場合	同一の職業経験・能力を蓄積している場合には，職業経験・能力に応じた部分につき同一の支給を，蓄積している職業経験・能力に一定の違いがある場合においては，その相違に応じた支給をおこなわなければならない．
② 労働者の業績・成果に応じて支給する場合	同一の業績・成果をあげている場合には，業績・成果に応じた部分につき同一の支給を，業績・成果に一定の違いがある場合においては，その相違に応じた支給をおこなわなければならない．
③ 労働者の勤続年数に応じて支給する場合	同一の勤続年数である場合には，勤続年数に応じた部分につき，同一の支給を，勤続年数に一定の違いがある場合においては，その相違に応じた支給をおこなわなければならない．
④ 勤続による職業能力の向上に応じて昇給をおこなう場合	同様に勤続により職業能力が向上した場合，勤続による職業能力の向上に応じた部分につき，同一の昇給を，勤続による職業能力の向上に一定の違いがある場合においては，その相違に応じた昇給をおこなわなければならない．

注）無期雇用フルタイム労働者と有期雇用労働者またはパートタイム労働者の間に基本給や各種手当といった賃金に差がある場合において，その要因として賃金の決定基準･ルールの違いがあるときは，「将来の役割期待が異なるため，賃金の決定基準・ルールが異なる」という主観的・抽象的説明では足りず，賃金の決定基準・ルールの違いについて，職務内容，職務内容・配置の変更範囲，その他の事情の客観的・具体的な実態に照らして不合理なものであってはならない．

また，定年後の継続雇用の賃金差については，実際に両者の間に職務内容，職務内容・配置の変更範囲，その他の事情の違いがある場合は，その違いに応じた賃金差は許容される．なお，定年後の継続雇用において，退職一時金および企業年金・公的年金の支給，定年後の継続雇用における給与の減額に対応した公的給付がなされていることを勘案することが許容されるか否かについては，今後の法改正の検討過程を含め，検討をおこなう．

＜手当について＞

① 賞与	会社の業績等への貢献に応じて支給しようとする場合，同一の貢献である場合には，貢献に応じた部分につき，同一の支給を，貢献に一定の違いがある場合においては，その相違に応じた支給をしなければならない．
② 役職手当	役職の内容，責任の範囲・程度に対して支給しようとする場合，同一の役職・責任に就く場合には，同一の支給を，役職の内容，責任に一定の違いがある場合においては，その相違に応じた支給をしなければならない．
③ 特殊作業手当	業務の危険度または作業環境に応じて支給されるについては，同一の危険度または作業環境の業務に当たる場合には同一の支給をしなければならない．
④ 特殊勤務手当	交替制勤務など勤務形態に応じて支給される特殊勤務手当については，同一の勤務形態で業務に当たる場合には同一の支給をしなければならない．
⑤ 精皆勤手当	業務内容が同一の場合には同一の支給をしなければならない．
⑥ 時間外労働手当	所定労働時間を超えて同一の時間外労働をおこなった場合は所定労働時間を超えた時間につき，同一の割増率等で支給をしなければならない．
⑦ 深夜・休日労働手当	同一の深夜・休日労働をおこなった場合には，同一の割増率等で支給をしなければならない．
⑧ 通勤手当・出張旅費	同一の支給をしなければならない．
⑨ 単身赴任手当	同一の支給をしなければならない．
⑩ 単身赴任手当	同一の支給をしなければならない．
⑪ 地域手当	同一の支給をしなければならない．

<福利厚生について>

① 福利厚生施設（食堂，休憩室，更衣室）	同一の事業場で働く場合には，同一の利用を認めなければならない．
② 役職手当	同一の支給要件（転勤の有無，扶養家族の有無，住宅の賃貸，収入の額など）を満たす場合には，同一の利用を認めなければならない．
③ 慶弔休暇，健康診断に伴う勤務免除・有給保障	同一の付与をしなければならない．
④ 病気休職	同一の付与をしなければならない．また，有期雇用労働者にも，労働契約の残存期間をふまえて，付与をしなければならない．
⑤ 法定外年休・休暇（慶弔休暇を除く）	勤続期間に応じて認めている場合，同一の勤続期間である場合には，同一の付与をしなければならない．なお，有期労働契約を更新している場合には，当初の契約期間から通算した期間を勤続期間として算定することを要する．

<その他>

① 教育訓練	現在の職務に必要な技能・知識を習得するために実施しようとする場合，同一の職務内容である場合には同一の実施をしなければならない．また，職務の内容，責任に一定の違いがある場合においては，その相違に応じた実施をしなければならない．
② 安全管理に関する措置・給付	同一の業務環境に置かれている場合には，同一の支給をしなければならない．

このガイドラインに記載がない退職手当，住宅手当，家族手当等の待遇や，具体例に該当しない場合についても，不合理な待遇差の解消等が求められる．

＊上記内容は「同一労働同一賃金ガイドライン」（厚生労働省告示第 430 号）より．

https://www.mhlw.go.jp/stf/seisakunitsuite/bunya/0000190591.html

アクセス日時：2019 年 6 月 10 日 07:29

③ 職員の雇用区分の明確化と「不合理な待遇差」の確認について

病院としては，上記をふまえて，まずは，職員の雇用区分と，雇用区分ごとの待遇要件を明確にし，全ての職員について，だれがどの雇用区分に該当するか，雇用区分の違いによってどのような待遇差があるかを明確にしなければなりません．

そのうえで，「正規職員」とそれ以外の職員との間の待遇差が，上記の法令や「ガイドライン」や判例に照らして「不合理な待遇差」でないと説明できるように備えておかなければなりません．そのための実務的な方法を以下に示します．

1）まず職員の雇用区分を明確にする

病院の職員の雇用区分は，まず，その勤務時間に着眼してフルタイム勤務か短時間勤務か，また，常勤か非常勤かに区分され，次に，その契約期間に着眼して無期雇用か有期雇用かに分かれるはずです．

ただし，ここでは，次のように用語を定義します．

用語	定義
フルタイム勤務	1日の所定労働時間の全てにおいて勤務することを労働契約の条件とすることをいう．
短時間勤務	1日の所定労働時間の一部において勤務することを労働契約の条件とすることをいう．
常勤	1週あたりの所定労働日の全てにおいて勤務することを労働契約の条件とすることをいう．
非常勤	1週あたりの所定労働日の一部において勤務することを労働契約の条件とすることをいう．
無期契約	契約期間の定めがないことを労働契約の条件とすることをいう．
有期契約	契約期間の定めがあることを労働契約の条件とすることをいう．

そのうえで，病院職員の雇用区分を分類すると，たとえば次のようになります．

<table>
<tr><td rowspan="2">フルタイム勤務かつ常勤</td><td>無期契約</td><td>①</td><td>いわゆる「正規職員」</td></tr>
<tr><td>有期契約</td><td>②</td><td rowspan="3">上記以外の職員</td></tr>
<tr><td rowspan="2">短時間勤務または非常勤</td><td>無期契約</td><td>③</td></tr>
<tr><td>有期契約</td><td>④</td></tr>
</table>

2）職員の雇用区分ごとの待遇の異同を明確にする

上記の雇用区分ごとに，「ガイドライン」や判例等で示されている，給与や手当等の待遇要件が現状どのようになっているか，いわゆる「正規職員」と，それ以外の職員の間に，不合理な待遇差が無いかどうかを検証する必要があります．

様式 15_ 雇用区分別待遇比較検討表

（「病院の働き方改革」https://www.hrms-jp.com/hatarakikata/　から入手できます．）

④　「正規職員」とそれ以外の職員との間の不合理な格差の是正について

上記の検証を通じて「正規職員」とそれ以外の職員と待遇について，ガイドラインに照らして，均等な待遇であり，または均衡の原則に反しない不合理でない待遇差であると説明するためには，少なくとも次のような対応が必要でしょう．

表１８　「正規職員」とそれ以外の職員の雇用区分別待遇要件（例）

主な待遇要件	正規職員	それ以外の職員		
	フルタイム かつ常勤 かつ無期契約	フルタイム かつ常勤 かつ有期契約	短時間勤務または非常勤	
			無期契約	有期契約
基本給	月給を，職種・能力・職位に応じて給料表で定める．	月給，日給，時給を，業務の複雑・困難および責任の程度に応じて個別に定める．		
基本給の改定	行動と成果の総合的な人事評価による．	勤怠と業務の量・質に対する簡易な評価による．		
諸手当	時間外・休日・深夜割増手当は法定どおり支給する． 宿日直手当についても許可条件どおり． 管理職については上記を含む管理職手当を支給する． 住宅手当，家族手当，その他の手当（資格手当等）は基本給原資に組入れる．			
賞与	事業業績と個人業績を反映させる．	病院全体の事業業績状況に応じて，一時金として支給する場合がある．		
退職金	勤続満５年以上の職員に支給する．支給額は，退職時の基本給に，勤続年数（および所定労働日数ならびに所定労働時間数）に応じた係数を乗じて得た額とする．			
年次有給休暇	採用年度は，採用月に応じて，最大 10 日を付与．		法定どおり．	
私傷病休職	勤続１年以上の職員に対して，勤続年数に応じた期間の私傷病休職を認める場合がある．ただし，療養により再び継続的な労務提供ができる見込みがある場合に限る．また，有期契約職員の休職期間は労働契約の期間が終了する日までとする．			

以下，上表の対応案について説明します．

⑤　基本給に関する均衡待遇について

基本給について，本稿では，「正規職員」については，長期育成型雇用を前提に，その職種ごとに，職務上発揮される能力の等級および組織内の職位の等級に応じて，給料表に定める月額を定めることとします．

これに対して，「正規職員」以外の職員については，より業務そのものに注目して，業務の複雑・困難および責任の程度に応じて，月給，日給または時給の額を，個別に定めることとします．

様式 15_ 雇用区分別待遇比較検討表（1/2）

		フルタイムかつ常勤	
		無　期　（記載例）	有　期
当該雇用区分の名称		「正職員」	
当該雇用区分の職員の人数		＊＊＊名	
「前提」となる処遇要件			
①就業規則等労働条件の適用		職員就業規則による。	
②勤務時間（および休憩時間）		8:30〜17:30(うち1H)	
③雇用期間（および実際の勤続年数）		期間定め無し	
④所定就業日（および所定休日）		土日、祝日、年末年始	
⑤定年制		満６０歳到達年度末日	
⑥定年後再雇用		満６５歳到達年度末日	
⑦職種・職務（及び職位・等級）		職位等級表・職務記述表	
「ガイドライン」記載の処遇要件			
①基本給	決定要素	職種・職位・滞留年数	
	昇給ルール	人事評価に応じて昇給	
②賞与		病院業績×個人業績	
③手当	役職手当	職種・職位ごとに定める	
	特殊作業手当	放射線作業手当など	
	特殊勤務手当	交替制勤務手当など	
	精皆勤手当	なし	
	時間外労働手当	法定	
	深夜・休日（祝日）手当	法定	
	（年末年始勤務手当）	なし	
	通勤手当	課税上限額	
	出張手当	旅費実費＋宿泊費	
	食事手当	なし	
	単身赴任手当	職位ごとに定める月額	
	地域手当	なし	
④福利厚生	福利厚生施設	食堂、更衣室（ロッカー）	
	転勤者用等社宅	医師・看護師宿舎	
	慶弔休暇	忌引＊日、結婚＊日	
	健康診断勤務免除等	勤務免除	
	病気（休暇および）休職	病欠＊カ月で休職＊年	
	法定外有給休暇	病欠無給、夏期休＊日以内	
⑤その他	教育訓練	教育研修規程に定める。	
	安全管理	ストレスチェック、相談窓口	
「ガイドライン」記載以外の諸要件			
	①賃金体系・賃金水準	正規職員給料表による	
	②退職金	退職時基本給×勤続年係数	
	③住宅手当	なし	
	④家族手当（扶養手当）	配偶者１万円、その他５千円	
	⑤その他インセンティブ手当	なし	
	⑥年次有給休暇付与要件	初年度10日	
	⑦永年勤続等褒賞	勤続20年日に祝い金！休暇	
	⑧その他福利厚生施策	なし	

【注】

この表は、縦軸に「同一労働同一賃金ガイドライン（厚労省）」に掲載されている処遇項目及び筆者が独自に追加した処遇項目を配し、横軸に雇用区分を配して、各医療機関において、雇用区分による「不合理な格差」が生じていないかどうかを検討することができるように作成しました。

様式 15_雇用区分別待遇比較検討表（2/2）

		短時間勤務又は非常勤	
		無　期	有期
当該雇用区分の名称			
当該雇用区分の職員の人数			
「前提」となる処遇要件			
①就業規則等労働条件の適用			
②勤務時間（および休憩時間）			
③雇用期間（および実際の勤続年数）			
④所定就業日（および所定休日）			
⑤定年制			
⑥定年後再雇用			
⑦職種・職務（及び職位・等級）			
「ガイドライン」記載の処遇要件			
①基本給	決定要素		
	昇給ルール		
②賞与			
③手当	役職手当		
	特殊作業手当		
	特殊勤務手当		
	精皆勤手当		
	時間外労働手当		
	深夜・休日（祝日）手当		
	（年末年始勤務手当）		
	通勤手当		
	出張手当		
	食事手当		
	単身赴任手当		
	地域手当		
④福利厚生	福利厚生施設		
	転勤者用等社宅		
	慶弔休暇		
	健康診断勤務免除等		
	病気（休暇および）休職		
	法定外有給休暇		
⑤その他	教育訓練		
	安全管理		
「ガイドライン」記載以外の諸要件			
	①賃金体系・賃金水準		
	②退職金		
	③住宅手当		
	④家族手当（扶養手当）		
	⑤その他インセンティブ手当		
	⑥年次有給休暇付与要件		
	⑦永年勤続等褒賞		
	⑧その他福利厚生施策		

また，昇給について，本稿では，「正規職員」については，長期育成型雇用を前提に，前掲の「人事評価表」を用いて，能力と職位の等級に応じた行動と成果の期待水準の達成度を総合的に評価して，給料表上の昇給（昇号）をおこなうこととします．

これに対して，「正規職員」以外の職員については，より勤務や業務そのものに注目して，たとえば次のような「勤務評価表」を用いて，勤怠の状況や，業務の量および質を評価して，昇給の可否を判定することとします．

いずれにしても年功本位の昇給を想定していません．（年功の違いは，雇用区分による昇給や基本給の水準の不合理でない待遇差の理由にはできません．）あくまで期待水準の違いと評価の違いに均衡した待遇差を想定しています．

「正規職員」とそれ以外の職員の間で，基本給の水準に関してある程度の待遇差が生じることはやむを得ないとしても，その待遇差が，均衡待遇の原則に照らして不合理なものではないというためには，上記のような制度構成が必要でしょう．

様式 16_ 勤務評価表

（「病院の働き方改革」https://www.hrms-jp.com/hatarakikata/　から入手できます．）

様式 16_ 勤務評価表

部署名　　　作成年月日　　　評価者（部署長）　　　印

氏名	雇用区分			勤怠状況	仕事の量	仕事の質	契約更新	評価者（部署長）コメント
	フルタイム・常勤・有期	短時間または非常勤		A：よい B：ふつう C：わるい	A：多い B：ふつう C：少ない	A：高い B：ふつう C：低い	A：可 B：要調整 C：不可	
		無期	有期					
＊＊＊＊＊			✓	B	C	C	C	今期限りで解約したい。
＊＊＊＊＊								
＊＊＊＊＊								
＊＊＊＊＊								
＊＊＊＊＊								

⑥　諸手当に関する均衡待遇または均等待遇について

本稿では，雇用区分の別にかかわらず，法定の時間外・休日・深夜割増手当は法定どおり支給することとします．宿日直手当についても許可条件どおりです．これらについては均等待遇をおこなう以外の余地はないでしょう．

管理職手当については，法定の時間外・休日割増手当を含む金額の手当を，対象者に支払うことを想定しています．雇用区分にかかわらず，管理職に課せられた役割の大きさや重要さに均衡した金額の管理職手当を支払うべきでしょう．

退職手当，住宅手当，家族手当等については，「ガイドライン」には原則となる考え方が示されておらず，いくつかの判例は示されていますが，実務的には雇用区分の違いによる待遇差に，不合理でない理由を見出すのは困難でしょう．

そこで前掲表では，住宅手当，家族手当，その他の手当（資格手当等）は基本給原資に組入れることを想定しています．実務的には，全雇用区分の昇給原資に段階的に組み入れ，人事評価や勤務評価にもとづいて再配分することを想定しています．

⑦　賞与に関する均衡待遇について

基本給と同様に，賞与の水準についても，「正規職員」とそれ以外の職員の間で，ある程度の待遇差が生じることはやむを得ないでしょうから，その待遇差が，均衡待遇の原則に照らして不合理なものではないというための制度構成が必要です．

前掲表では，まず，賞与を一律的固定的に支払うのでなく，あくまで病院の事業業績に応じて支払うことを想定しており，さらに「正規職員」に対しては，個人別の業績責任を課し，その達成度評価に応じて支払うことを想定しています．

これに対して「正規職員」以外の職員に対しては，個人別の業績責任を課すことなく，ただし，病院全体の事業業績状況に応じて，一時金として支給する場合があることとしています（ただし，「正規職員」と同様にとくに個人別の業績責任を課す場合は別論）．

⑧　退職金に関する均衡待遇または均等待遇について

退職金を「長年の功労への報償」と定義するなら，雇用区分にかかわらず，たとえば退職時の基本給に，その勤続期間（および所定労働日数ならびに所定労働時間数）に応じた係数を乗じて得た退職金を支給することが必要でしょう．

ただし，前掲表では，退職金の支給対象者を「勤続満５年以上の職員」に限定する（勤続満５年未満の職員への退職金の原資を段階的に移行する．）ことによって，支給対象者の拡大に伴う人件費の増加を抑制することを想定しています．

⑨ その他，年次有給休暇等に関する均衡待遇または均等待遇について

年次有給休暇（および各種の特別有給休暇）の付与に関しては，「(所定労働日数または所定労働時間数の応じた）比例付与」が原則です．前掲表では「正規職員」以外の職員については法定どおりの比例付与とすることを想定しています．

ただし，「正規職員」については，採用月に一定日数の年次有給休暇を付与することのほうが一般的でしょうから，上表においてもそうした規定を想定しています．（均衡待遇·均等待遇上の懸念は否定できません．）

私傷病休職に関しては，雇用区分にかかわらず，認めることとします．ただし，勤続1年以上の職員を対象とし，療養により再び継続的な労務提供ができる見込みがある場合に限り，有期契約職員の休職期間は労働契約の期間が終了する日までとします．

6 労務管理

「働き方改革」と労務管理

(1) モラールのマネジメント

組織協働的に働く人々のマネジメント＝人事労務管理の中で，最も重要なテーマのひとつは，モラール（Morale）のマネジメント，すなわち，「働く意欲（やる気）」をどのようにして維持向上するかという問題です.

表１９　働く人たちのモラール

	モラール（Morale）の低い状態	モラール（Morale）の高い状態
仕事そのものへの動機付け	「仕事をしない」ことに動機付けられている．従属的で，負荷や責任を回避したがる.	「仕事をする」ことに動機付けられている．負荷や責任を厭わない.
仕事の量や質	仕事の量や質が過大または過小で自分の能力等とマッチしない.	仕事の量や質が過大でも過少でもなく，自分の能力等とマッチしている.
仕事への興味や価値観	仕事に興味がなく仕事の意義や価値を感じない.	仕事に興味があり仕事に意義や価値を感じる.
仕事の成果ややりがい	仕事のやりがいや達成感もなく，満足な評価も得られない.	仕事にやりがいや達成感を感じフェアに評価されていると思う.
仕事への主体性	自分の仕事への裁量の余地もなく，時間の自己管理もできない.	自分の仕事への裁量権があり，時間配分も自己管理できる.
仕事への適性や能力	仕事への適性を感じないし，能力があるとも，高めようとも思わない.	仕事への適性を感じ，有能感もある．能力向上にも努めたいと思う.
組織へのコミットメント	組織（企業）が達成しようとする目的や実現しようとする価値に無関心.	組織（企業）が達成しようとする目的や実現しようとする価値に主体的にコミットする.
職場の人間関係	上司・同僚・部下・関係先と仕事を通じて円満・良好な人間関係を築けない.	上司・同僚・部下・関係先と仕事を通じて円満・良好な人間関係を築ける.
職場環境や処遇条件	職場環境や処遇条件に不満があり，自分の努力で何とかしようとも思わない.	職場環境や処遇条件に不満はない．自分の努力次第で何とかなると思う.
その他，心身の状況など	何となく不調で意欲が起きない．将来への明るい展望も持てない.	心身の状態は良好で，将来への不安も無い.

事業運営の管理者も，職場の管理職も，自らが管理する組織や職場の構成員のモラールがどのような状況にあるかを次のような様式で計測し，何が変動の要因であるかを把握し，それを改善向上する継続的な取組み（P-D-C-A）をおこなわなければなりません.

様式 17_ モラールサーベイシート
（「病院の働き方改革」https://www.hrms-jp.com/hatarakikata/　から入手できます.）

様式17 モラールサーベイシート

回答者所属・職種・職位 :　　　　記入年月日

① 仕事そのものへの動機付けについて	5	4	3	2	1
01 仕事をすることに動機付けられている。多少の負担や責任の発生を厭わず。					
02 仕事の質や効率の改善に取り組んでいる。					
03 仕事を通じて自分を成長させている。					
② 仕事の量や質					
04 仕事の量や質が自分の能力とマッチしている。					
05 自分にとって仕事の量は多すぎることも少なすぎることもない。					
06 自分にとって仕事の質や難易度は高すぎることも低すぎることもない。					
③ 仕事への興味や価値観					
07 仕事に興味があり、意義や価値を感じる。					
08 自分の仕事に興味や関心を持っている。					
09 自分の仕事に意義や価値を感じている。					
④ 仕事の成果ややりがい					
10 やりがいや達成感を感じ、フェアに評価されていると思う。					
11 自分の仕事にやりがいや達成感を感じる。					
12 自分はフェアに評価されていると思う。					
⑤ 仕事への主体性					
13 仕事上の裁量権があり、時間配分も自己管理できる。					
14 自分の裁量で仕事をする場面が多い。					
15 仕事上の時間配分も自分でコントロールできる場面が多い。					
⑥ 仕事上の適性や能力					
16 仕事上の適性も能力もあると感じ、能力向上に努めたいと思う。					
17 自分の適性は今の仕事に生かされていると思う。					
18 自分の能力は今の仕事に生かされていると思う。					
⑦ 組織や企業へのコミットメント					
19 組織(企業)の事業の目的達成や価値実現に主体的にコミットする。					
20 今の仕事を通じて組織や企業に貢献していると思う。					
21 今の仕事を通じて社会に貢献していると思う。					
⑧ 職場の人間関係					
22 上司・同僚・部下や関係先と良好な人間関係・信頼関係を築ける。					
23 上司・同僚・部下とは良好な人間関係を築いている。					
24 仕事上の相手先とは良好な人間関係を築いている。					
⑨ 職場環境や処遇条件					
25 職場環境や処遇条件に不満は無く、自分の努力や工夫で何とかなる。					
26 職場環境は快適であり問題はない。					
27 勤務条件や給与等には満足している。					
⑩ その他、心身の状態など					
28 心身の状態は良好で、将来の不安も無い。					
29 心身の状態は良好で不安もない。					
30 私生活上の不安や問題もない。					

(評語) 5 大いにそのとおり 4 概ねそのとおり 3 どちらとも言えない 2 あまりそうではない 1 全くそうではない

各質問項目ごとに、該当する評語の欄に「1」を入れて下さい。

(2) ストレスのマネジメント

モラールのマネジメント（計測と制御）とともに，ストレスのマネジメント（計測と制御）が必要です．

職業人として生活を背負って組織で働く以上，多少のストレスはやむを得ない（むしろ成長のバネになることもある）でしょうが，それでも過剰なストレスが継続するとモラール（Morale）の低下だけに留まらず，メンタル上の問題を生じてしまいます．

とくに医療職場は患者とのかかわり合いにおいて感情的なコントロールを強いられることからストレスを生じやすく，さらに上司ー部下という「職位階層」より医師ー看護ー技術ー事務という「職種階層」がストレスを増加させる要素があります．

ストレスが嵩じてメンタル問題に至る前に，早めに自分および部下のストレスの原因因子と心身反応，および反応に影響を与える因子に気づき，それらに働きかけて，ストレスを除去・緩和する努力（コーピング）が必要です．

既に「ストレスチェック」の実施と報告が使用者に義務付けられていますので，産業医や衛生委員会を通じてその実施と分析，とくにストレス要因の高い職場へのフィードバックと希望者への個別面談をおこなってください．

産業医・看護師・臨床心理士等で構成する「メンタルヘルス相談室」を設け，産業医がストレスチェックの結果を分析して病院トップと衛生委員会等を通じて各部門にフィードバックし，希望者に個別相談を実施するなどの体制作りが必要です．

ストレスチェックを毎年実施し，職種・職場による偏りと変化に気づくこと，ストレスの原因が業務の質や量そのものだけでなく，それに対するセルフコントロールや上司・同僚によるサポートとの相関である点に注目して職場のマネジメントを改善すべきです．

(3) メンタルヘルスのマネジメント

ストレスをうまく処理しきれないと，メンタルヘルス上の問題を生じてしまいます．

モラール（意欲）が高いならそれで問題ありませんし，多少のストレスがあってもその原因や症状が改善されるなら問題はありません．しかし強いストレスの原因や症状に気づかずにこれを放置すると，それが「うつ病」の発症につながる場合があります．

「うつ病」の自己チェックは，「アメリカ精神医学会の診断基準 DSM- Ⅳ」や「簡易抑うつ症状尺度 QIDS-J」を使っておこなうことができます．自分（および部下）の症状に気づいたら，早めに医師による診察が必要です．

医師の診察と処方に従って，とにかく職場や仕事を離れて休養することをお勧めします．休養中は，本人に何かを強いたり，本人を責めたり，励ましたりせず，本人がゆっくり時間をかけて自分を取り戻すのを信じ，支え，見守り，待ってください．

* ストレスマネジメントおよびメンタルヘルスマネジメントについては，厚生労働省「こころの耳」のホームページを参照してください．http://kokoro.mhlw.go.jp/

（参考）うつ病発症が疑われる場合の対応例

下記は筆者の経験的対応事例です．

① 早く気づくこと．本人自身や周囲が，兆候（サイン，愁訴）を見逃さず，本人の不調に気づくこと．元気のない様子，ケアレスミスの多発，遅刻や欠勤の増加など．ひとりで悩ませず，「気にかけ，目をかけ，声をかけ」という職場環境や習慣を．

② 早くつなぐこと．家族や友人を介した連絡ルートを確立し，一日も早く医師の診察・治療を受けさせること．家族に知られ（せ）たくない場合でもだれかひとりとは連絡をつけておく．決してひとりで悩ませてはならない．

③ とにかく休ませること．職場や仕事から解放し，心やすらぐ環境でゆっくり休養させること．本来組織的であるはずの業務が個人に依存しすぎている場合があるが，かまわず休ませ，あとは何とかする（何とかなる）．

④ 頑張れは禁句，は周知のとおり．本人は既に頑張っているのだから「頑張れ」ではなく「よく頑張っているね」がよい．また本人は「もうだめだ」と思い詰めることが多いので「必ず治る」「大丈夫だ」と言うのがよい．

⑤ 本人を責めない．過去を悔んだり自分を責めたりして病気になる．責めたり，問い詰めたり，追い詰めたりしない．本人は「どうしようもないこと」に悩んでいるので，「悪いことは忘れる」「自分を責めない」ようなアドバイスがよい．

⑥ どうでもよいことと重要なことは先送りさせる．まずは心身を復調させることが第一なのだから，それ以外のことはどうでもよい．また，この時期に取り返しのつかない重要な意思決定をさせてはならない．

⑦ 医師による「一定期間の休業と療養を要する」旨の診断がおこなわれたら，診断書の内容に従って欠勤（有給休暇がある場合には先に消化させ，その後は病気欠勤）を開始する．

⑧ 病気欠勤（これに準じる不就業・不完全就業も含む）が一定期間継続（または断続）しても治癒しない場合（通常期待される勤務ができない場合）は，就業規則に基づいて休職を発令する．治癒せず休職期間が満了したら自然退職．

⑨ 「治癒」したら主治医の判断だけで復職させるのでなく，産業医の判断と経営労務的判断が必要．就業規則にも明記しておく必要がある．通常期待される勤務ができなければ「治癒」とはいわない．

⑩ 復帰は徐々に，試し出勤から．治療の一環として，休職期間中におこなう．長い休職期間が明けて直ぐに通常勤務させるのは無理．医師と相談し，本人・職場同意のもとで無給の試し出勤をおこなうべき．

(4) 医師の「働き過ぎ方改革」〜時間外勤務の上限規制への対応〜

① 医師の勤務実態

下図は厚生労働省でおこなわれた「医師の働き方改革に関する検討会議」の資料の一部です．1週間あたりの勤務時間数が60時間以上（1週間の法定労働時間を40時間とすると，月間時間外勤務が80時間以上）である医師が4割以上になっています．

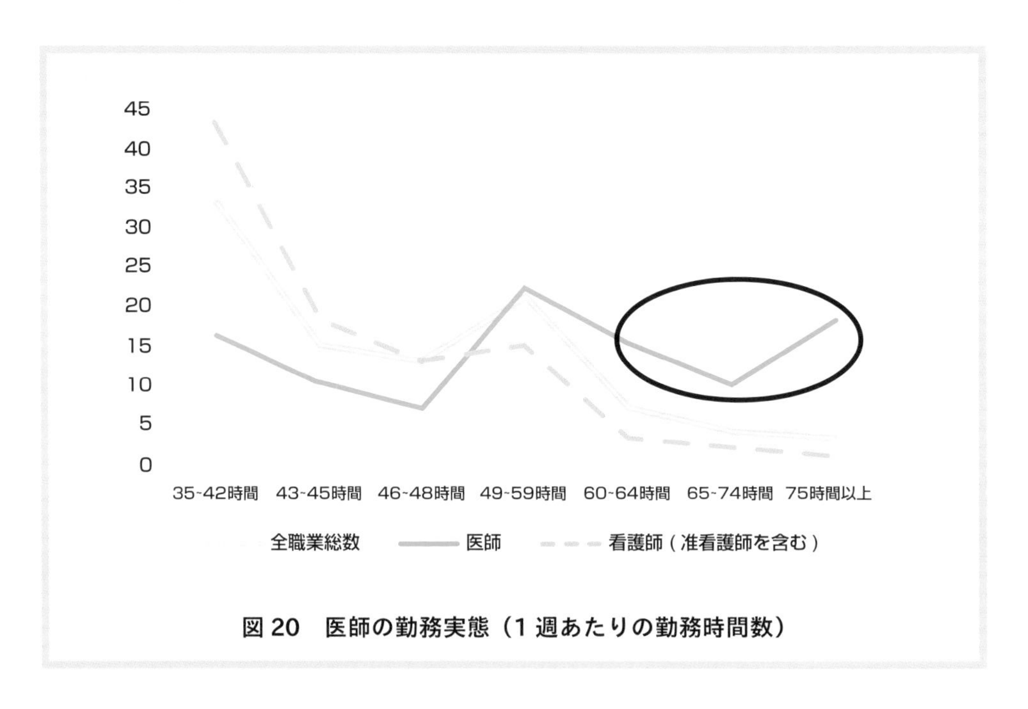

図20　医師の勤務実態（1週あたりの勤務時間数）

また，年代別，男女別の週あたり勤務時間60時間以上の病院常勤医師の割合は下図のとおりであり，若年層の医師に負荷が偏っている様子が覗えます．

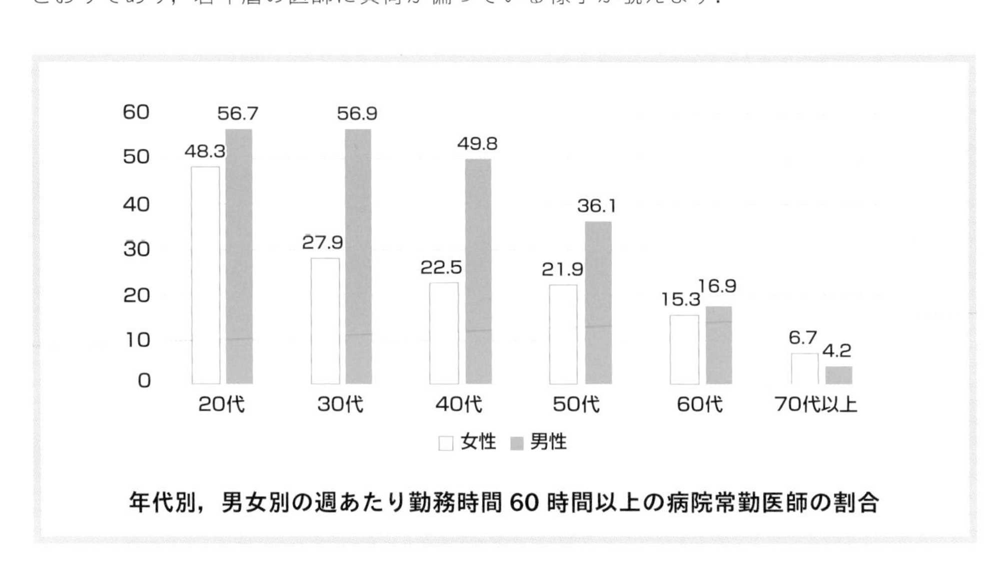

年代別，男女別の週あたり勤務時間60時間以上の病院常勤医師の割合

* 前掲図はいずれも「第 2 回医師の働き方改革に関する検討会（平成 29 年 9 月 21 日開催）」の「資料 3_ 医師の勤務実態について」のグラフの一部を引用）
https://www.mhlw.go.jp/stf/shingi2/0000178021.html
アクセス日時：2019 年 6 月 10 日 02：35

また次表は 2015 年から 2018 年に発生した（報道された）勤務医の過剰な時間外勤務に関連する事件の抄録です．とくに「過労死自殺」を発生させた病院の社会的責任はきわめて重大であり，この危機感は全ての病院関係者に共有化すべきです．

表２０　病院勤務医の過剰な時間外勤務に関連する事件（事例）

発生（報道）時期	病院名	事件の概要
2015 年 7 月	A 病院	30 才台の産婦人科医が自殺．2016 年 5 月労災認定．月間 150 時間超の時間外勤務が常態化．
2016 年 1 月	B 病院	37 才女性の後期研修医が自殺．月平均時間外 187 時間．2017 年 5 月労災認定．
2016 年 3 月	C 病院	労基署から是正勧告．宿日直や休日勤務への手当が不適切．未払い賃金 1 億 2 千万円．
2016 年 6 月	D 病院	夜間や休日の時間外割増賃金の不払い．2 年間の未払い賃金 10 数億円．2017 年 5 月より土曜日外来診療を縮小．
2017 年 3 月	E 病院	36 協定の時間外労働上限値が月間 200 時間のところ，医師 20 人が 200 時間超過し労基署が是正勧告．
2018 年 1 月	F 病院	医師 700 人のうち 2% が過労死ライン（月間 80 時間）超え．割増賃金が法定未満で未払い賃金数億円．

もちろん全ての医師が長時間の時間外勤務をおこなっているわけではなく，地域によって，病院によって，診療科によって，個人によって大きな偏りがあるのが医師の時間外勤務の特徴です．

しかし，いまだに多くの病院で医師の勤務時間の客観的な把握そのものが十分におこなわれておらず，長時間の時間外勤務をおこなっている医師に対する勤務管理や健康管理もほかの職種に比較して明らかに不十分です．

さらに医師の労務管理の中核たるべき診療各科の部長医師でさえ，労働基準法における労働時間の原則と時間外労働の規制，36 協定，宿日直の取扱い，労働時間把握・安全配慮義務・健康管理義務などについての理解が必ずしも十分ではありません．

② 医師の勤務時間管理の事例

ところで下掲は筆者がある病院で医師を対象におこなった説明の内容です．「今さらながら」の内容ですが，多くの医師（管理的立場の医師を含む）にとってそれが必ずしも「当たり前」でない点に問題のひとつがあります（内容は 2018 年当時）．

1．労働基準法上の「労働時間と休日」の原則と例外について

1）原則

① 使用者は，原則として，被用者を，1 日に 8 時間，1 週間に 40 時間を超えて労働させてはなりません．（労働基準法 32 条）．

② また，使用者は，少なくとも毎週 1 日の休日，または 4 週間を通じて 4 日以上の休日を与えなければなりません（労働基準法第 35 条）．

2）例外

① 上記の「法定労働時間」を超えて，または「法定休日」に労働させようとする場合は，「時間外労働・休日労働に関する協定（36 協定）」の締結と届出が必要です（労働基準法第 36 条）．

② 厚生労働大臣は，労働時間の延長を適正なものとするため，上記の協定で定める労働時間の延長の限度等必要な事項について，基準を定めることができます（労働基準法第 36 条第 2 項）．

③「時間外労働の限度に関する基準（平成 10 年労働省告示第 154 号）」では，一般労働者の場合，36 協定で定める延長時間は，最も長い場合でも次の限度時間を超えないものとしなければならないとされています． 例）期間間 1 か月の場合　45 時間

3）例外の例外（特別条項）

① 前掲告示では，臨時的に限度時間を超えて時間外労働をおこなわざるを得ない特別の事情が生じた場合に限り，特別条項付き 36 協定を締結することができるとされています．

② ただし，「特別の事情」とは「一時的または突発的に時間外労働をおこなわせる必要があるもの」に限り，その回数は「1 年のうち半分を超えないこと」とされています．

2．当院の医師・歯科医師を対象とする「36 協定」について

1）労働基準法の労働時間の原則（1 日に 8 時間以下かつ 1 週間に 40 時間以下）を超えて労働させることができる時間　⇒　1 か月あたり 45 時間

2）労働基準法の休日の原則（少なくとも毎週 1 日の休日，または 4 週間を通じて 4 日以上の休日）に労働させることができる日数　⇒　1 か月あたり 2 日

3）特別条項の定め　⇒　患者の急変等で業務が増加したときは，労使の協議を経て，1 か月 120 時間（年間 990 時間）までこれを延長することができる．ただし月間 45 時間を超えて延長することができる回数は年 6 回までとする．

3．「働き方改革」の一環としての医師の「時間外労働の上限規制」について

1）時間外労働（法定休日における労働時間を除く）の限度時間は，原則として月 45 時間，かつ，年 360 時間とすることが適当であり，この上限に対する違反には，以下の特例の場合を除いて罰則を課すことが適当である．

2）特例として，臨時的な特別の事情がある場合として，労使 が合意して労使協定を結ぶ場合においても上回ることができない時間外労働時間（法定休日における労働時間を除く）を年 720 時間と規定することが適当である．

3）かつ，年 720 時間以内において，一時的に事務量が増加する場合について，最低限上回ることのできない上限として，以下のとおりとすることが適当である．

① 法定休日における労働時間を含めて 2 ～ 6 か月平均で 80 時間以内

② 法定休日における労働時間を含めて単月で 100 時間未満

③ 月45時間（法定休日における労働時間を除く）を上回る回数は年6回まで

4）医師については，時間外労働規制の対象とするが，医師法第19条第1項にもとづく応召義務等の特殊性をふまえた対応が必要である．具体的には改正法の施行期日の5年後を目途に規制を適用することとし，医療界の参加の下で検討の場を設け，質の高い新たな医療と医療現場の新たな働き方の実現を目指し，2年後を目途に規制の具体的な在り方，労働時間の短縮策等について検討し，結論を得ることが適当である．

---

③ 医師の時間外勤務管理の取り組み事例

その後のこの病院での取り組みは下記のとおりです．

1）IDカードでの入退場時のセキュリティーチェックと連動させて医師の出退勤時刻（必ずしも勤務時間とは一致しない）を原則として100％記録．

2）そのうえで医師自身に「所定時間外におこなった業務の区分とそれに要した時間」および「入退場時刻と実働時間の間に乖離がある場合はその時間と理由」を自己申告・上司承認してもらい，所定時間外における実働時間を集計．

様式18_医師の勤務時間記録票（事例）
（「病院の働き方改革」https://www.hrms-jp.com/hatarakikata/　から入手できます．）

3）所定時間外における実働時間について法定の割増賃金を下回らない手当を支給することは当然として，これに代えて実働の内容（負荷の大きさ）に応じて法定の割増賃金を下回らない特別手当を支給することで医師の納得感を得た．

4）時間外時間の協定値は，医師をほかの職種から区分して設定し，診療科別・個人別の協定値の遵守状況は毎月病院トップに報告する．協定値の遵守には病院トップからの明確なメッセージを引き出した．

5）医師には一般的に組織的統制が効きにくいが，だからといって人事管理部門が直接当該医師個人に働きかけるのは失当．診療各科の長たる医師に管理意識を持ってもらった．

6）「法定休日における労働時間を含めて単月で100時間未満」という法定の上限規制値は，医師自身の心身の健康や正常な勤務条件を維持するうえでも合理的な上限規制値として法定化を先取りしてコンセンサスを得た．

様式 18_ 医師の勤務時間記録票（事例）

勤務記録表(時間外勤務等申告書)　　所属・氏名　　提出年月日　　上司確認印

月	日	曜日	①平日所定時間外勤務時間	②同左深夜勤務時間(内数)	③休日勤務時間	④同左深夜勤務時間(内数)	⑤宿日直時間	⑥(①~④の勤務の内容)			⑦入退出時刻との間に乖離がある場合はその理由		
								A	B	C	A	B	C
4	1	水	0.00	0.00			0.00						
4	2	木	0.00	0.00			0.00						
4	3	金	0.00	0.00			0.00						
4	4	土			0.00	0.00	0.00						
4	5	日			0.00	0.00	0.00						
4	6	月	0.00	0.00			0.00						
4	7	火	0.00	0.00			0.00						
4	8	水	0.00	0.00			0.00						
4	9	木	0.00	0.00			0.00						
4	10	金	0.00	0.00			0.00						
4	11	土			0.00	0.00	0.00						
4	12	日			0.00	0.00	0.00						
4	13	月	0.00	0.00			0.00						
4	14	火	0.00	0.00			0.00						
4	15	水	0.00	0.00			0.00						
4	16	木	0.00	0.00			0.00						
4	17	金	0.00	0.00			0.00						
4	18	土			0.00	0.00	0.00						
4	19	日			0.00	0.00	0.00						
4	20	月	0.00	0.00			0.00						
4	21	火	0.00	0.00			0.00						
4	22	水	0.00	0.00			0.00						
4	23	木	0.00	0.00			0.00						
4	24	金	0.00	0.00			0.00						
4	25	土			0.00	0.00	0.00						
4	26	日			0.00	0.00	0.00						
4	27	月	0.00	0.00			0.00						
4	28	火	0.00	0.00			0.00						
4	29	水			0.00	0.00	0.00						
4	30	木	0.00	0.00			0.00						
			0.00	0.00			0.00						
			0.00	0.00	0.00	0.00	0.00						

<注>
①②③④⑤の時間はタイムレコーダー等による入退出記録に基づいて記入してください。
⑥の内容は下記から選択して下さい。
A:手術・検査・処置・その他の診療業務や患者対応等、B:会議・書類作成・業務準備等、C:その他(具体的に)
⑦の内容は下記から選択して下さい。
A:自己研鑽(自主的な調査研究等)、B:仮眠・休憩・食事・私用外出等、C:その他業務外の事由(具体的に)

④ 「働き方改革関連法」による医師の時間外勤務の上限規制

「働き方改革関連法」が 2018 年 6 月 29 日の参院本会議で成立しました．医師の時間外勤務の上限規制の適用は 2024 年 4 月から（改正法施行の 5 年後）となります．

同法は，労使協定での時間外勤務の上限を「月 45 時間，年 360 時間」，繁忙期の特例でも「年 720 時間」と定め，年 720 時間以内においても，以下の上限を設けるものです（改正労働基準法第 36 条 2 項以下）．

1. 休日労働を含み，2 か月ないし 6 か月平均で 80 時間以内．
2. 休日労働を含み，単月で 100 時間未満．
3. 原則である月 45 時間の時間外労働を上回る回数は，年 6 回まで．

⑤ 医師による医療現場の働き方改革

「医師の働き方改革が延期された」という言い方を耳にしますが，「医師の時間外勤務の上限規制の適用が延期された」のであって，「それまでに何とかして医師の働き方を改革しなければならない」という認識のほうが正しいと思います．

「時間外勤務を減らす」ことだけが「働き方改革」だとは思いませんが，やはり多くの地域，病院，診療科でとくに若い医師たちが理不尽な時間外勤務を強いられている現状を今のうちに何とかしないと，医師の偏在はますます加速するでしょう．

医師の働き方を変えるのは医師自身です．医師自身のリーダーシップとマネジメントによって，理不尽な時間外勤務を強いてきた診療方針や診療行為や診療体制を改め，それが同時に患者の生活習慣や受療行動の変容をもたらすような改革が必要です．

⑥ いわゆる「タスクシフト（タスクシェア)」について

「働き方改革」で，医師に「超過勤務の上限規制値」を押し付けるだけでは無意味です．これを機に医師を支える各職種の専門性をより高め，医師との協働性を高めれば，お互いのスキルアップにもモラールアップにもつながるはずです．

しかし，いわゆる「タスクシフト（タスクシェア)」が単に医師の負担を医師以外に転嫁するだけの結果にしてはなりません．医師以外の職種の人たちを内発的に動機付け，医師の業務に自ら「オーバーリーチ」するのでなければなりません．

以下は，筆者がある病院において，各部署のキーパーソンに各部署の有資格者が「より専門性を高め，同時に医師との協働性を高めるとしたら具体的にどういうことが考えられるか？」と問合せた際の回答の一例です．

参考：「医師の業務とのタスクシェアの例（各部署長へのヒアリング結果）

1）看護

認定看護師，専門看護師をはじめとする認定資格や専門研修．コーディネート，患者教育，診察前のアセスメントを担うスペシャリストの育成と活用．特定行為（より高度な診療補助行為（たとえば皮膚の縫合や点滴投与）について研修を修了した看護師が手順書に沿っておこなう 38 の行為）

2）薬剤

専門薬剤師や認定薬剤師．資格があると医師の信頼感が得られ，医療の質向上に寄与できる．薬剤の副作用チェックのための検査オーダーなど．プロトコールに基づいた医師協働業務．

3）診療放射線

より客観的な評価を得られるのが，学会による認定技師を取得する事．また当院では，下記の範囲で読影補助をおこなっています．X 線撮影：胸部 X 線，マンモグラフィ CT 検査：心臓 CT アンギオ，MRI 検査：頭部，脊髄，心臓，乳腺の領域

4）リハビリテーション

より質の高いチーム医療への体制整備…たとえば，SCU（脳卒中ケアユニット）などの施設基準をとる．新たな先進医療の導入…ロボットリハビリの導入など．地域，町づくりへの貢献…予防医療，防災リハビリ等，町づくりへの参加．入院から退院までのリハマネジメント…リハビリの必要性があるかないか，医師が処方を出す前にあらかじめ評価をおこなう．在宅リハマネジメント．

5）診療情報管理および医事

医事データの活用について．各診療科の詳細なデータ分析・フィードバックをすることで医療の質，経営の質向上に貢献．とくに請求に関する専門性を高めることは病院の収入を左右する．医師業務の負担軽減については，チーム医療を中心とした診療が欠かせない．医師事務作業補助者による文書作成．さらに外来診察室での補助業務がさらにできると負担軽減につながる．

6）医療連携福祉相談

退院支援業務にかかわる中で，「人生の最終段階における意思決定支援」にかかわること．本来は，がんや心不全の治療など，治療を継続している段階で話し合いが持てるとよい．医師から今後の治療方針について IC をおこなう際に同席し，その治療をおこなった場合の療養生活はどのような場となるのか，転院・施設の受け入れ条件や費用などを説明すること．

医師の「働き方改革」を医師以外の医療従事者の「働き方改革」と一体にとらえ，各職種における専門性をより向上させると同時に，医師との協働や地域・在宅ケアにまでオーバーリーチすれば病院職員全体の「働き方改革」に繋がるはずです．

もちろん医師事務作業補助者や看護補助員が医師や看護師にオーバーリーチすることも有効ですし，職種間の連携を支援し，促進する管理スタッフの働きも重要です．病院の「働き方改革」は他職種間の・患者や地域との「連携改革」でもあります．

(5) 看護職の「休み方改革」～不満緩和と意欲向上のマネジメント～

「医師の働き過ぎ改革」とともに，看護師の定着と確保の観点で必要な改革は，「看護師の休み方改革」でしょう．

① 年次有給休暇の取得日数と退職率の相関関係

以下の図表は，厚生労働省の統計資料から，産業別の「離職率（「平成 29 年度雇用動向調査」より）」と「年次有給休暇の取得日数（「平成 29 年度就労条件総合調査」より）を組合わせて図示したものです．

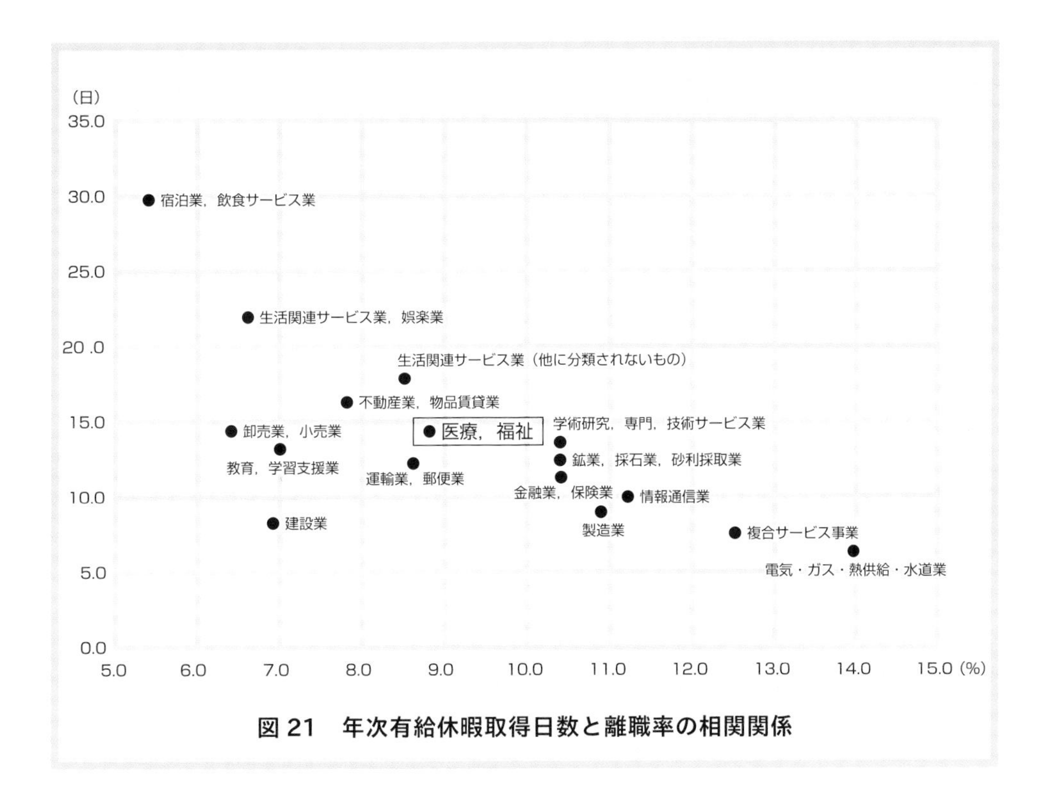

図 21　年次有給休暇取得日数と離職率の相関関係

＊　離職率は，厚生労働省「平成 29 年度雇用動向調査 結果の概要」より
https://www.mhlw.go.jp/toukei/itiran/roudou/koyou/doukou/18-2/index.html
アクセス年月日：2019 年 6 月 10 日　06:00
＊　年次有給休暇取得日数は，厚生労働省「平成 29 年度就労条件総合 調査結果の概要」
https://www.mhlw.go.jp/toukei/itiran/roudou/jikan/syurou/17/
アクセス年月日：2019 年 6 月 10 日　06:04

「離職率」と「年次有給休暇の取得日数」との間に強い相関がうかがえます．ただし「医療，福祉」の「離職率」が突出して高いわけでもなく，「年次有給休暇の取得日数」が突出して少ないわけでもありません．

多くの病院では看護職の離職率と年休の取得日数を管理可能値とすることに取り組んでいますが,たとえば「離職率 10%未満かつ年次有給休暇の取得日数 10 日以上」を KPI(Key Performance Indicator)として取り組むことは妥当かつ有効です.

② 看護職の「休み方改革」

1)看護職は「24 時間 365 日の交替制勤務」こそが「働き方」そのものであり，たとえば「休暇がとれない」「夜勤がつらい」という不満が退職理由につながったとしても，そうした「働き方」自体を変革しないかぎり根本的な解にはなりません.

2)しかし，看護職としての根本的な勤務上の制約のもとで，なおかつ採用数も配置数も限られる中で,「勤務はきついがやり甲斐がある」「しっかり休んでリフレッシュできる」という状態を作り出すことこそが看護職場のマネジメントの役割です.

3)現実的にできることのひとつは，たとえば「休暇がとれない」「夜勤がつらい」という不満要因を意欲低下や退職理由につなげないことです．具体的には勤務計画（勤務表）の作成基準を適正化する（計画的に働き，計画的に休む）ことです.

4)たとえば看護補助職の増強等による看護業務の適正化と効率化を図りつつ,「意欲と不満のマネジメント（後述)」をふまえつつ，どれだけ「ワークライフバランス」のとれた勤務計画（勤務表）を作り込めるかがマネジメント上のキーポイントです.

5)また単に「看護職の採用数や配置数を増やす」だけが問題解決の唯一の解ではありません．看護部としての収益貢献度をたかめ，病院全体の収支バランスにコミットしつつ，看護職の定着と確保の力（地力・自力）を強める努力と工夫が必要です.

(6) 不満緩和と意欲向上のマネジメント

看護の職場は「不満が生じやすく，それが退職に結びつきやすい」職場であるように思えます．看護師の定着と確保のためには，看護師の不満に対するマネジメント（計測と制御）が必要です.

① 不満を意欲の減退や退職の理由につなげないマネジメント

次の図は，ハーズバーグの実験により，仕事上の諸要因が満足または不満足の要因となる頻度を図示したものです．①~⑤の「動機付け要因」は不満要因になることは少なく，満足要因になることが多いことを示しています.

また，⑥から⑩の「衛生要因」は不満の要因になることが多く，満足の要因にはなりにくいこと（衛生要因の不満の軽減が必ずしも満足の向上にはつながらないこと）を示しています.

* ハーズバーグの実験については「人事労務管理の思想」(津田眞澂著，有斐閣新書 1977 年)

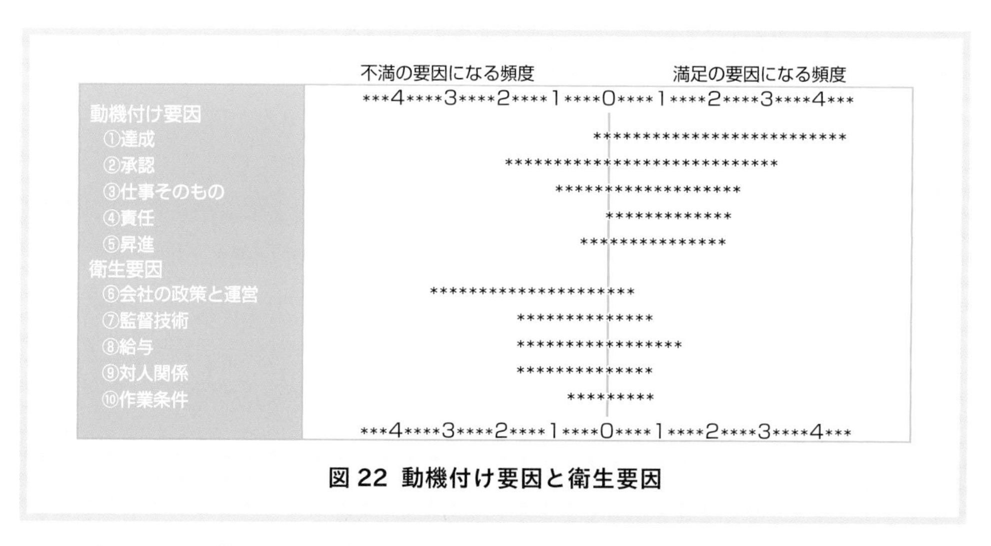

図 22 動機付け要因と衛生要因

上記をふまえて「よりよい（よく）仕事をしよう」という前向きな意欲を促進する要因と阻害する要因に再整理すれば以下のとおりです．意欲を促進する動機付け要因の強化と，意欲を阻害する衛生要因の改善を同時におこなうことがポイントです．

表２１　働く意欲の阻害要因と促進要因

		意欲の阻害要因	意欲の促進要因
動機付け要因	①達成	意義・達成感が無い	意義・達成感を感じる
	②承認	認められない	認められる
	③仕事そのもの	仕事に興味関心が無い	仕事が面白い
	④責任	責任の過大または過小	責任と権限のバランス
	⑤昇進	昇進の期待・機会無し	昇進の期待と機会有り
衛生要因	⑥会社の政策と運営	働く意欲への無配慮	働く意欲への配慮
	⑦監督技術	同上	同上
	⑧給与	努力や成果が報われず	努力や成果とバランス
	⑨対人関係	非協力や不信頼	協力・信頼関係
	⑩作業条件	不快で働きにくい	快適で働きやすい

②　衛生（不満）要因を改善しつつ，動機付け（意欲）要因を強化するマネジメント

働く人たちの「不満」は概ね，給与等の処遇，仕事の負荷や環境，仕事上の人間関係等の「衛生要因」に集約され，働く人たちの「満足」は概ね，仕事の意義や達成感，仕事そのもの，仕事を通じた成長等の「動機付け要因」に集約されるようです．

人は「不満」要因があると，①他責化する，②逃避する，③攻撃する，などのネガティブな反応を起こしがちですが（それはそれである程度の不満感の緩和につながるかもしれませんが）それだけでは「意欲」の向上は期待できません．

人も組織も，「意欲」を阻害する「不満」の原因となっている衛生要因を決して他責化や逃避や攻撃等で終わらせず，ひとつずつ根気よく誠実に確実に改善し続けることが必要です．（少なくとも「良くなっている」という確信が必要）

そのようにして「衛生（不満）」要因を，少なくとも意欲を阻害しない程度に無害化（No Problem 化）する一方で，「動機付け（意欲）」要因を強化する努力や工夫や制度（MBO目標管理制度や人事評価制度など）が人と組織の動機付けに繋がります．

③ 満足度と意欲度がともに高い組織づくり

また次の図は，組織構成員の満足度の高低および意欲度の高低に応じた組織の活性度を四区分したものです．モチベーションの機能を通じて人と組織を満足度と意欲度がともに高い活性型組織に導くことが人事マネジメントの重要な機能です．

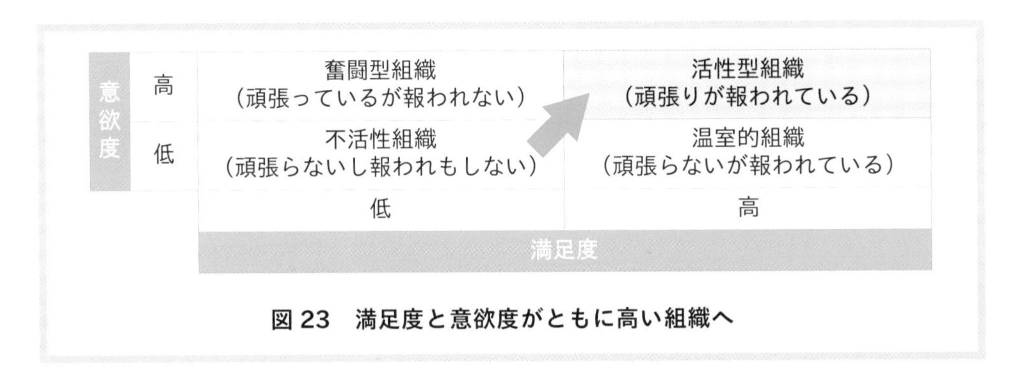

図 23　満足度と意欲度がともに高い組織へ

（留意点）

1）自分の職場や組織が，満足度と意欲度を両軸とする四区分のいずれに属するかを，できれば外部機関によるアンケート調査等によって把握しておくことが必要です．
2）不満に耳を傾け，それを和らげる改善をおこなうことは有意義ですが，不満を解消したからといって意欲が高まるわけではありません．
3）仕事をする環境や条件に多少の不満があっても，仕事への興味や，仕事の達成感，仕事を通じた成果や評価や成長が得られるなら意欲は高まります．
4）衛生（不満）要因を改善しつつ，動機付け（意欲）要因を強化するマネジメントの主役は職場の管理職です．
5）とくに看護職場が「不満の温床」化しやすい傾向がありますが，師長自身や主任白身が不満分子になっていては問題は決して解決しません．

7 退職管理と労務コンプライアンス

「働き方改革」のコンプライアンス

(1) 退職管理の位置づけと意義

採用から退職までの「人と組織」に関するマネジメントのうち，退職に関するマネジメント（Exit Management）は，採用に関するマネジメント（Entry Management）および人事マネジメントの他のプロセスと相互に連携して機能させるべきプロセスです．

なかでもとくに「採用」と「退職」の「バランス」が重要です．単純にいえば，「採用」で「採りたい人」が採れていて,「退職」で「辞めさせてはいけない人」が辞めていないか，という意味での「バランス」です．（収入と支出のバランスと同じです．）

また，「退職」において，法違反や紛争に繋がる要素がないか，事業の雇用責任や育成責任が果たせたといえるか，退職者の退職「理由」の中に，日常的な経営管理や人事労務管理にフィードバックすべき事項がないか，というのも重要なポイントです．

退職には下記のような諸形態がありますが，それぞれが退職する個人にとっても事業にとっても社会的・法的にも「適正妥当」かという観点での管理が必要です．

- 本人都合による退職 —— ① 依願退職
- 自然事象による退職
  - ② 死亡退職
  - ③ 定年退職
  - ④ 休職期間の満了に伴う退職
- 会社都合による退職
  - ⑤ 懲戒解雇
  - ⑥ 普通解雇
  - ⑦ 出向・転籍

定年や定年延長，定年後の再雇用は適正に運用されているか，復職判定は適正か，休職と復職を繰り返していないか，懲戒解雇や普通解雇の要件や手続きは明確で適正か等がチェックポイントです．

(2) 解雇および雇い止めに関するコンプライアンス

① 労働契約の二区分

労働者と使用者の間の雇用契約（以下「労働契約」という）の最も重要な区分のひとつは，その労働契約が「期間の定めのない労働契約（無期労働契約）」なのか，それとも「期間の定めのある労働契約（有期労働契約）」なのか，という点です．

ところで元々の民法の雇用契約の原則では，特約がない限り，無期雇用契約は，いずれか一方の当事者からの申し入れ後２週間経過すれば終了し，有期雇用契約は，当該約定期間の満了によって当然に終了するのが原則です.

労働法令や労働判例においてはこのうち無期雇用契約の使用者からおこなう解約の申し入れ（「解雇」）や，有期雇用契約の不更新（「雇い止め」）の要件や効力に関して労働者を保護するための修正が加えられています.

② 解雇の予告

使用者からの申し入れによって労働契約を終了させようとする場合には，民法の雇用契約の原則（申し入れ後２週間で契約終了）に対する修正として「３０日前の予告またはこれに代わる予告手当の支払い」が義務付けられています.（労基法第２０条）

③ 解雇の無効

また，労働契約法第１６条には，「解雇は，客観的に合理的な理由を欠き，社会通念上相当であると認められない場合は，その権利を濫用したものとして，無効とする.」と定められています.

もともと解雇の効力を一般的に規制する定めはなく，解雇権制約の法理が判例で形成されていましたが，２００３年に，労基法の１８条の２として上記の規定が設けられ，そのまま２００７年の労働契約法の中に受け継がれています.

では何をもって「客観的に合理的な理由を欠き，社会通念上相当であると認められない場合」というのかについては，いくつかの判例を参考にしていただくのがよいと思いますので判例集をご参照ください.

いずれも，①解雇の理由の合理性と社会通念上の相当性，②解雇を回避するための使用者側の努力，③解雇に至るまでの適正な手続き，の有無が解雇権の濫用の主な判断基準となっています.

（３）解雇に関する留意点

雇用契約（労働契約）は，「一方が労務に服することを約し，他方が賃金を支払うことを約す」という双務契約（双方に履行義務を負う契約）ですから，一方がその義務を果たせない場合は，「契約を解除（解雇）できる」のが近代法の大原則です.

もちろん通常の契約とは異なり，労働契約の解除（解雇）には労働法制上，さまざまな制約がありますし，「客観的に合理的な理由」があり「社会通念上相当であると認められない場合」でなければ解雇権利の濫用として無効となります.

そこで就業規則には解雇の規定が絶対に必要であり，この規定を適正かつ厳格に運用することが必要です．以下に東京労働局の「就業規則の作成例」から「(普通）解雇」と「懲戒解雇」の部分を参考までに引用します．

第49条（解雇）
労働者が次のいずれかに該当するときは，解雇することがある．

① 勤務状況が著しく不良で，改善の見込みがなく，労働者としての職責を果たし得ないとき．
② 勤務成績または業務能率が著しく不良で，向上の見込みがなく，ほかの職務にも転換できない等就業に適さないとき．
③ 業務上の負傷または疾病による療養の開始後３年を経過しても当該負傷または疾病が治らない場合であって，労働者が傷病補償年金を受けているときまたは受けることとなったとき（会社が打ち切り補償を支払ったときを含む．)．
④ 精神または身体の障害により業務に耐えられないとき．
⑤ 試用期間における作業能率または勤務態度が著しく不良で，労働者として不適格であると認められたとき．
⑥ 第５９条第２項に定める懲戒解雇事由に該当する事実が認められたとき．
⑦ 事業の運営上または天災事変その他これに準ずるやむを得ない事由により，事業の縮小または部門の閉鎖等をおこなう必要が生じ，かつほかの職務への転換が困難なとき．
⑧ その他前各号に準ずるやむを得ない事由があったとき．

2　前項の規定により労働者を解雇する場合は，少なくとも３０日前に予告をする．予告しないときは，平均賃金の３０日分以上の手当を解雇予告手当として支払う．ただし，予告の日数については，解雇予告手当を支払った日数だけ短縮することができる．

第61条（懲戒の事由）
2　労働者が次のいずれかに該当するときは，懲戒解雇とする．ただし，平素の服務態度その他情状によっては，第４８条に定める普通解雇，前条に定める減給または出勤停止とすることがある．

① 重要な経歴を詐称して雇用されたとき．
② 正当な理由なく無断欠勤が＊日以上におよび，出勤の督促に応じなかったとき．
③ 正当な理由なく無断でしばしば遅刻，早退または欠勤を繰り返し，＊回にわたって注意を受けても改めなかったとき．
④ 正当な理由なく，しばしば業務上の指示・命令に従わなかったとき．
⑤ 故意または重大な過失により会社に重大な損害を与えたとき．
⑥ 会社内において刑法その他刑罰法規の各規定に違反する行為をおこない，その犯罪事実が明らかとなったとき（当該行為が軽微な違反である場合を除く．)．
⑦ 素行不良で著しく社内の秩序または風紀を乱したとき．
⑧ 数回にわたり懲戒を受けたにもかかわらず，なお，勤務態度等に関し，改善の見込みがないとき．
⑨ 職責を利用して交際を強要し，または性的な関係を強要したとき．
⑩ 第１３条（パワーハラスメントの禁止）に違反し，その情状が悪質と認められるとき．

⑪　許可なく職務以外の目的で会社の施設，物品等を使用したとき．
⑫　職務上の地位を利用して私利を図り，または取引先等より不当な金品を受け，若しくは求め若しくは供応を受けたとき．
⑬　私生活上の非違行為や会社に対する正当な理由のない誹謗中傷等であって，会社の名誉信用を損ない，業務に重大な悪影響を及ぼす行為をしたとき．
⑭　正当な理由なく会社の業務上重要な秘密を外部に漏洩して会社に損害を与え，または業務の正常な運営を阻害したとき．
⑮　その他前各号に準ずる不適切な行為があったとき．

＊東京労働局「就業規則の作成例」より
https://jsite.mhlw.go.jp/tokyo-roudoukyoku/hourei_seido_tetsuzuki/roudoukijun_keiyaku/sktop.html
アクセス日時：2019 年 6 月 10 日　08:01

実務上は，たとえば上記就業規則作成例第４９条第１項②の「勤務成績または業務能率が著しく不良で，向上の見込みがなく，ほかの職務にも転換できない等就業に適さないとき」の適用に悩むことが多いでしょうから，以下にとくに重要な留意点について記します．

①　本人の自己認識は得られるか？

本人自身に「勤務成績または業務能率が著しく不良で，向上の見込みがなく，ほかの職務にも転換できない等就業に適さない」旨の自己認識が無く，対応に窮することが多いでしょう．

とくに未熟で自己中心的なパーソナリティーの人はそれを職場や他人のせいにしたり，被害者意識に陥ることが多いでしょうから，客観的な事実を示して，時間をかけて本人の自己認識を高める努力をする必要があります．

②　本人の状況について客観的な記録は整備されているか？

本人に自己認識を持ってもらうために，本人自身の「勤務成績または業務能率が著しく不良で，向上の見込みがなく，ほかの職務にも転換できない等就業に適さない」ことを示す事実について，書面の記録が必要です．

記録は客観的な事実を，５Ｗ２Ｈ（いつ，どこで，だれとだれが（だれがだれに），何を，なぜ，どのように，どのくらい）にそって記述し，公平な第三者が心証を形成するのに十分なものでなければなりません．

③　本人への注意や指導を尽くし，改善の機会や期間は十分か？

注意や指導とは，本人を否定・非難したり，できないことを無理強いすることではありません．本人の自己認識を高め，改善の意欲を引き出し，その機会と期間を十分に（少なくとも１年間）与え，自己改善を援助することです．

それらに意を尽くし，手を尽くし，時を尽くしてもなお，本人が自己認識を改め，改善の意欲も努力も成果もみせず，「自主退職」の意向も示さないときにはじめて「解雇」が適法・有効に機能します．

（4）働き方改革のコンプライアンス

２０１９年４月１日施行の働き方改革関連法への対応は万全でしょうか．以下の事項に対応漏れがないかどうかもう一度チェックしてみてください．

□　医師や管理監督者を含めて労働時間を客観的に把握できていますか？
タイムレコーダー等による労働時間の把握は時間外割増賃金支給のためだけでなく，健康管理時間の把握としても必要です．医師や管理監督者も例外ではありません．

□　とくに医師の勤務について宿日直制を適用する場合は労働基準監督署の許可が得られていますか．また，いわゆる「研究日」の取扱いは明確で，兼業先での勤務時間が把握されていますか？

□　勤務の実態に応じた労働時間制になっていますか？
変形労働時間制やフレックスタイム制など，勤務の実態に応じた労働時間制を採用していますか？（その場合，就業規則や労使協定は適正に締結・届出されていますか？）

□　時間外労働の限度時間と上限規制について周知していますか？
時間外労働の限度時間は法定休日労働を含めて月４５時間・年３６０時間，罰則付きの上限規制は月１００時間未満・年７２０時間が原則ですが，周知できていますか？

□　３６協定は適正に締結・届出されていますか？
時間外労働をおこなわせるためには３６協定の締結と届出が必要です．医師以外は新様式での締結と届出が必要です．医師については旧様式での締結・届出が必要です．

□　３６協定の特別条項の記載は具体的ですか？
限度時間（月間４５時間・年間３６０時間）を超えて時間外労働をおこなわせる場合には３６協定に特別条項が必要ですが，内容は具体的で必要十分ですか？

□　労働者の過半数代表者の選出は適正におこなわれていますか？
労働組合の組織率が低下する中で労働者の過半数代表者の位置づけが高まっています．投票などによる選出の過程は記録できていますか？

□　年次有給休暇は５日間確実に取得できていますか？
法定の年次有給休暇（「夏期休暇」などの特別有給休暇を除く）は１０日以上付与した者全員が付与日から１年以内に最低５日取得できていますか？（医師も例外なし．）

□　時季指定をおこなう場合，就業規則の改定ができていますか？
年次有給休暇を最低でも５日取得させるために時季指定をおこなう場合は就業規則の改定が必要ですが，対応済みですか？

□　産業医は適正に選出され，衛生委員会は適正に設置・開催されていますか？
働き方改革関連法の施行に伴い，産業医や衛生委員会等の産業保健体制が強化されています．産業医や衛生委員会の活動は記録され，院内に周知されていますか？

□　正規職員と非正規職員の間に不合理な処遇格差がありませんか？<２０２０年施行>
基本給の設定について，諸手当（家族手当や住居手当等）について，福利厚生（慶弔休暇や休職制度等），賞与や退職金など，均等・均衡な扱いになっていますか？

①　労働時間の把握義務

改正労働安全衛生法第 66 条の８の３に「事業者は，第 66 条の８第１項または前条第１項の規定による面接指導を実施するため，厚生労働省令で定める方法により，労働者の労働時間の状況を把握しなければならない.」と規定されました.

この客観的な労働時間の把握義務の対象は,健康管理の観点から,<高度プロフェッショナル制度適用者を除き>管理監督者や裁量労働制の適用者も対象に含まれるため，注意が必要です．<健康管理時間＝事業場内労働時間＋事業場外労働時間>

医師についても事業場への入退場時刻および実働時間を正確に把握し，入退場時刻と実働時間との間に乖離がある場合の合理的理由を把握し，事業場外や兼勤先での実働時間を通算することが必要です.

②　医師の労働時間の把握について

1)　タイムレコーダー等による労働時間の記録は絶対に必要

_1　働き方改革関連法の施行（2019 年４月１日）に伴い，「管理監督者」についても「労働時間の把握」が義務化されました.（改正労働安全衛生法６６条の８の３「事業者は労働者の労働時間の状況を把握しなければならない.」）
_2　その趣旨は「割増賃金」を支払うためではなく,「健康管理」をおこなうためであり,その方法は,「客観的方法」によることが厚生労働省令等で定められています.（「労働時間の適正な把握のために使用者が講ずべき措置に関するガイドライン」参照）
_3　したがって「管理監督者」に該当する医師についても，（当然「パート医師」についても）タイムレコーダー等による客観的方法によって日々の出退勤時刻（原則として出勤時刻と退勤時刻の差が労働時間）の記録を確実に収集する必要があります.
_4　「労働者名簿」「賃金台帳」および「出勤簿やタイムカード等の労働時間の記録に関する書類」の３年間保存が義務付けられています（労基法 109 条）ので，労働基準監督署の求めに応じていつでもこれを提示できるようにしておかなければなりません.

2)　医師の副業先・兼業先での労働時間も通算が必要

_1　副業や兼業を一律に禁止することはできません（マンナ運輸事件 _ 京都地判平成24年7月13日）.「許可制」または「届出制」にして，就業規則で許可条件や届出内容を明記しておくべきです.

_2　労基法38条には,「労働時間は，事業場を異にする場合においても，労働時間に関する規定の適用については通算する」と規定され，ここでいう「事業場を異にする場合」とは事業主が異なる場合も含まれます（昭和23年5月14日基発第769号）.

_3　したがって使用者としては，労働者に申告させること等によって，本業と副業の労働時間を通算した時間を当該労働者の労働時間として把握し，記録しておく必要があります.（これに関する労基署の指導・監督事例は未だ見当たりませんが.）

_4　使用者甲が法定労働時間内の労働をおこなわせた後に使用者乙が通算して法定労働時間を超える労働をおこなわせた場合は，乙に割増賃金支払い義務が生じます.

＊「副業・兼業の促進に関するガイドラインＱ＆Ａ _ 厚生労働省」参照.

③　医師の宿日直勤務について

1)　宿日直勤務について労働基準監督署長の許可を得た場合には，労働基準法上の労働時間，休憩，休日に関する規定は適用が除外されます.
＊「医師の宿日直勤務と労働基準法 _ 平成17年4月　厚生労働省労働基準局」参照

2)　主な適用除外規定は以下のとおりです.
_1　労働時間（労基法３２条）（１日８時間・１週４０時間原則の適用除外）
_2　時間外・休日労働をおこなう場合も３６協定（同３６条）の締結・届出は不要
_3　休憩時間（同３４条）
_4　休日（同３５条）（１週１日または４週４日原則の適用除外）
_5　時間外・休日労働の割増賃金（同３７条）

3)　一般的許可基準は以下のとおりです.
_1　常態として殆ど労働する必要のない勤務であること（通常労働の継続は不許可）
_2　宿日直手当は１日または１回につき，通常支払われる賃金の１日平均額の１／３以上であること
_3　宿直については週１回，日直については月１回が限度
_4　宿直については，相当の睡眠設備の設置が必要

4)　とくに医師，看護師等の宿直の許可基準は以下のとおりです.
_1　通常の勤務時間の拘束から完全に解放された後のものであること.

_2　夜間に従事する業務は，一般の宿直業務以外に，病院の定時巡回，異常事態の報告，少数の要注意患者の定時検脈，検温等，特殊の措置を必要としない軽度のまたは短時間の業務に限ること．（応急患者の診療または入院，患者の死亡，出産等があり，昼間と同態様の労働に従事することが常態であるようなものは不許可．）
_3　夜間に十分睡眠がとりうること．

5）　また，上記の「昼間と同態様の労働」が稀にあっても「許可を取り消さないが，その時間については労働基準法第３３条，第３６条による時間外労働の手続をおこない，同法第３７条の割増賃金を支払うこと．」とされています．

6）したがって「監督署の許可条件」をベースにこまめに宿日直勤務の実態を把握し，実態に応じて「労働基準法第３３条，第３６条による時間外労働の手続をおこない，同法第３７条の割増賃金を支払う」という運用が必要です．

④　時間外労働の「限度時間」と「上限規制」の遵守

働き方改革に伴う労働基準法の改正（第 36 条および第 139 条から第 142 条まで関係）により，「限度時間」は，１か月について 45 時間および１年について 360 時間とされました．

臨時的に限度時間を超えて労働させる必要がある場合においても，法定休日の実働時間を含めて１か月について 100 時間未満，１年について 720 時間以下，６か月以下とする「上限規制」が設けられました．

医師については改正労基法の適用が猶予されましたが，入退場時刻の記録，実働時間の把握，３６協定の周知と遵守，法定の割増賃金（とくに法定休日および深夜労働割増賃金）の支給は必須です．

⑤　３６協定の様式変更

1）　主な改正点
_1「延長することができる時間」欄の期間区分を「１日」「１か月」「１年」に限定
_2「労働させることができる法定休日の日数」欄を追加
_3「特別条項」付き３６協定を別様式に

2）　新・特別条項の記載事項に要注意（具体的に記入しないと受理されない場合あり）
_1「限度時間を超えて労働させることができる場合」の具体的内容
_2「業務の種類」欄の，時間外労働等の必要のある業務についての具体的内容
_3「限度時間を超えて労働させる場合における手続」の具体的内容
_4「限度時間を超えて労働させる労働者の健康・福祉確保措置」の具体的内容

表２２　３６協定の新旧比較（注：医師については当面（旧）様式を適用）

	（旧）時間外労働の限度に関する基準 （平成 10 年労働省告示第 154 号）	（新）36 協定で定める時間外労働および 休日労働　について留意すべき事項に関する指針
罰則付き上限規制	罰則付きの上限規制なし	36 協定で定める時間外労働に罰則付きの上限が設けられることとなった.
限度時間	限度時間は，1 日を超えて 3 か月以内の期間および　1 年間の双方について協定しなければならない. 1 か月の定めをする場合は 45 時間，1 年間の定めをする場合は 360 時間が上限.	限度時間は 1 か月について 45 時間・1 年間について 360 時間. 臨時的な特別の事情がなければこれを超えることはできない．＊
特別条項	下掲	下掲
上限規制	罰則付きの上限規制なし	臨時的な特別の事情があって労使が合意する場合でも休日労働を含めて年 720 時間，複数月平均 80 時間以内，月 100 時間未満. また，月 45 時間を超えることができるのは，年間 6 か月まで

注）3 か月以上 1 年以下の変形労働時間制の場合は 1 月 42 時間・1 年 320 時間が限度時間.

＜旧＞特別条項

臨時的に限度時間を超えて時間外労働をおこなわなければならない特別の事情が予想される場合に，特別条項付き協定を結べば，限度時間を超える時間を延長時間とすることができる.

特別条項付き協定を結ぶ場合，次の要件を満たしていることが必要.

１）原則としての延長時間（限度時間以内の時間）を定めること.

２）限度時間を超えて時間外労働をおこなわせなければならない特別の事情をできるだけ具体的に定める.

３）特別の事情は，次のア，イに該当するものであること.

ア．一時的または突発的であること

イ．全体として１　年の半分を超えないことが見込まれること．＜以下略＞

＜新＞特別条項・記載上の主な留意事項

1)「臨時的に限度時間を超えて労働させることができる場合」の欄には，当該事業場における通常予見することのできない業務量の大幅な増加等に伴い臨時的に限度時間を超えて労働させる必要がある場合をできる限り具体的に記入すること＜中略＞

2)「業務の種類」の欄には，時間外労働または休日労働をさせる必要のある業務を具体的に記入し，労働基準法第 36 条第 6 項第 1 号の健康上とくに有害な業務について協定をした場合には，当該業務をほかの業務と区別して記入すること．なお，業務の種類を記入するに当たっては，業務の区分を細分化することにより当該業務の範囲を明確にしなければならない.

3)「限度時間を超えて労働させる場合における手続」の欄には，協定の締結当事者間の手続として「協議」,「通告」等具体的な内容を記入すること.

4)「限度時間を超えて労働させる労働者に対する健康および福祉を確保するための措置」の欄には，以下の番号を選択して記入したうえで，その具体的内容を記入すること.

① 労働時間が一定時間を超えた労働者に医師による面接指導を実施すること.
② (深夜時間帯) において労働させる回数を1か月について一定回数以内とすること.
③ 終業から始業までに一定時間以上の継続した休息時間を確保すること.
④ 労働者の勤務状況およびその健康状態に応じて，代償休日または特別な休暇を付与すること.
⑤ 労働者の勤務状況およびその健康状態に応じて，健康診断を実施すること.
⑥ 年次有給休暇について連続取得することを含めてその取得を促進すること.
⑦ 心とからだの健康問題についての相談窓口を設置すること.
⑧ 労働者の勤務状況と健康状態に配慮し，必要な場合には適切な部署に配置転換をすること.
⑨ 必要に応じて，産業医等による助言・指導，または保健指導を受けさせること.
⑩ その他

5)「時間外労働および休日労働を合算した時間数は，1か月について100時間未満でなければならず，かつ2か月から6か月までを平均して80時間を超過しないこと.」のチェックボックスににチェックがない場合には有効な協定とはならない.

＊36協定の様式については東京労働局「様式集」
https://jsite.mhlw.go.jp/tokyo-roudoukyoku/newpage_00072.html
アクセス日時：2019年6月10日　09:11

⑥ 労働者の過半数代表者の適正な選出について

労働組合の組織率が低下し，労働者の過半数を代表する労働組合が少なくなる中で，36協定等の労働者側当事者としての「動労者の過半数代表者」の位置付けがますます重要になってきています.

とくに，その選任プロセスに不適法があるため，労基署から36協定等も無効とされた例がありますので注意が必要です. 以下にその実務上の留意点を示します.

1) 労働基準法にいう「管理監督者」は「労働者の過半数代表者」となることはできません.（但し，「管理監督者」も「使用者」でない限り「労働者」です.）
2) 36協定等を締結するための労働者の過半数代表者を選出することを明らかにしたうえで選出することが必要です.（協定ごとに代表者を選出するのが原則です.）
3) 使用者が特定の労働者を指名するなど，使用者の意向によって選出されか代表者との間で締結された36協定等は無効です.（労基署の指導・勧告事例あり.）
4)「労働者の過半数代表者」にいう「労働者」とは，「職業の種類を問わず，事業または事務所に使用される者で，賃金を支払われる者」です（労基法9条）
5) 選出の方法は挙手等でもよいとされていますが，その場合でも選出の経緯と結果の記録が必要です.（そうでないと「適正な選出」であることを説明できません.）
6) 投票の場合，候補者が「労働者の過半数の信任を得る」ことは実務上かなり困難です. 適任の候補者が「労働者の過半数の信任を得る」ため，あらかじめルール化が必要です.

＊「36協定の締結当事者となる過半数代表者の適正な選出を！」_厚労省
https://www.mhlw.go.jp/new-info/kobetu/roudou/gyousei/leaflet_kijun.html
アクセス日時：2019年6月10日　09:04

（参考）ある大学法人における労働者過半数代表者選出要領

1） 選挙要項を定め，選挙管理委員会を設置し，選挙の公示をおこなう．
2） 休職者・出張者等でも投票できるように不在者投票制度を設けておく．
3） 立候補者が２名以上の場合は，最多得票数の者を代表候補者とする．
4） 上記の代表候補者が有権者の過半票を獲得した場合はこれを代表者とする．
5） 上記の代表候補者が有権者の過半票を獲得できなかった場合は再度投票をおこなう．
6） 上記の投票で不信任票が有権者の半数未満の場合は信任とみなす．
7） 立候補者が１名であった場合についても，上記の不信任投票をおこなう．

⑦ 年次有給休暇の５日取得

これに伴って時季指定をおこなう場合には，就業規則の改定が必要です．また当該労働者の意見を聴取し，労働者の希望に沿った時季指定となるよう，聴取した意見を尊重するよう努めなければなりません．

もちろん，労働者が自ら時季指定して５日以上の年次有給休暇を取得した場合や，労働基準法第 39 条第６項にもとづ計画的付与により５日以上の年次有給休暇を取得した場合には，使用者による時季指定は不要です．

医師についても日々の就業の実態を正確に把握したうえで結果的に年次有給休暇が５日以上取得されるようにしなければなりません．看護師についても年次有給休暇が５日以上取得されるように勤務編成をおこなう必要があります．

⑧ 産業医・産業保健機能の強化など

改正労働安全衛生法等では産業医の機能が強化され，週４０時間を超える労働時間が月８０時間（従来は１００時間）を超える労働者に対する医師による面接指導をおこなうこととされています．

病院においても産業医に人を得ることや衛生委員会を働き方改革のＰＤＣＡの要とすることが重要です．長時間労働による健康への影響，ストレスチェックの実施と結果の分析とフィードバック，ハラスメント発生を予防等の機能が期待できます．

⑨ 病院に対する労基署による指導等の事例（抄）

以下は 2015 年から 2017 年の間，ある県内の病院に対しておこなわれた労働基準監督署の指導・勧告の事例です．

表２３　病院に対しておこなわれた労働基準監督署の指導・勧告（事例）

病院名	指導・勧告の内容
A病院	①　宿日直許可申請（医師，看護師，薬剤師，技師）不許可 ②　長時間労働による健康障害の防止を図るための対策について衛生委員会等において調査審議をおこない，関係労働者の意見を聴取し，必要な措置を講ずること． ③　始業・終業時刻の確認および記録について，自己申告による方法は曖昧になりがちであるから，自己申告制を採用せざるを得ない特段の事情が無い限り，原則としてタイムカード，ＩＣカード等の客観的記録により把握されたい．やむを得ず自己申告制を採る場合は，労働時間を実態どおり正しく申告することについて改めて十分な説明・指示をおこなうこと．また，把握した労働時間が実際の労働時間と合致しているか必要に応じて実態調査をおこなうこと．
B病院	①　労使協議組織を活用して労働時間管理上の問題点と改善策を検討すること． ②　宿日直勤務については，頻繁に通常の労働がおこなわれており，労働基準法第41条の宿日直勤務に係る許可にもとづ断続的労働である宿日直勤務として取扱うことは適切でないことから，交替制の導入等見直しをおこなうこと． ③　一部の職種について36協定の上限を上回る時間外労働をおこなわせていること．
C病院	①　出退勤時刻が出勤簿に手書きされていて労働時間が適正に管理されていない． ②　宿日直勤務について実態が許可基準（回数）に不適合．
D病院	①　短時間労働者の労働条件通知書への記載事項（昇給の有無，退職手当の有無，賞与の有無，相談窓口）について必ず記載すること． ②　正職員の募集内容を在籍のパートタイム職員全員に周知すること． ③　ハラスメント対策についてポスター等で周知すること．
E病院	①　医師の管理監督者の範囲について検討すること． ②　タイムカードの打刻と申請書との間に乖離がある者への実態調査をおこなうこと． ③　１か月単位の変形労働時間制に関する協定届を毎年届け出ること． ④　３６協定や変形労働制に関する協定届を掲示して職員に周知すること．
F病院	①　医師について36協定の限度を超えて労働させている．発生原因を分析し，適切な運用を図るための具体的な対策を検討すること． ②　手当の一部を割増賃金の算定基礎に算入していない．遡及して支払うこと． ③　特別条項を適用する際の手続きについて文書で記録しておくこと．
G病院	①　衛生管理者および産業医の届け出していない． ②　定期健康診断結果報告書を届け出ていない． ③　電離放射線健康診断結果布告所を届け出ていない．
H病院	①　宿日直勤務について通常業務と同様に勤務することが稀でなく，回数も許可基準を上回っている． ②　割増賃金の算定基礎に手当の一部が算入されていない． ③　衛生委員会について，法定の付議事項を調査・審議すること，統括管理者を選任すること，委員の半数を労働者の過半数代表者の推薦に基づいて指名すること，議事概要を職員に周知すること． ④　雇入れ時の健康診断を法定どおりおこなうこと． ⑤　衛生管理者は週一回，産業医は月一回の職場巡視をおこなうこと． ⑥　特殊健康診断の結果に基づき，異常の所見があると診断された労働者について，当該労働者の健康保持に必要な措置について，医師の意見を記載すること
I病院	①　労働者の過半数代表者の選出方法が不適正，したがって36協定等は無効． ②　研究・教授業務に携わる医師への裁量制の適用を適正化すること． ③　研修を受ける医師への割増賃金について適正化すること．

⑩　有期雇用から無期雇用への転換について

労働契約法の改正により，有期労働契約が反復更新されて通算５年を超えたときに労働者の申し込みによって無期労働契約に転換されます．平成２５年４日施行，平成３０年４月１日から無期雇用転換の申し込みが始まりました．

1）「通算期間」のカウントは平成２５年４月１日以後の当該有期雇用契約の始期から．契約が更新される場合は更新後の契約の始期からです．
2）「労働者による無期雇用転換の申し込み」は平成２５年４月１日以降に開始した有期労働契約の通算契約期間が５年を超える場合，その初日からできます．
3）「無期雇用転換の申し込み」をした場合，申し込み時の有期労働契約が終了する日の翌日から，無期労働契約となります．
4）「無期転換前」と「無期転換後」の雇用契約の条件は，労働協約や就業規則，個々の労働契約で別段の定めがある部分を除いて，同一です．

⑪　短時間勤務・有期雇用者の「働き方改革（同一労働同一賃金)」への実務的対応

同一労働同一賃金への対応については，「5．処置と報酬」の（6）をご参照ください．以下にその対応のポイントを別記します．

1）職員区分を「雇用契約の契約形態」に基づいて就業規則や給与規程のうえでも，人事諸制度の適用区分としても明確に定義すること．
2）短時間勤務・有期雇用者の契約更新審査を少なくとも年１回，厳格におこなうこと．更新の上限と条件についてあらかじめ本人の同意を得ておくこと．
3）短時間勤務・有期雇用者の正規雇用への「転換」については，法定によるもの以外正規雇用者の院内募集に応募させて優秀層を選別する形式がよい．
4）全ての職員に採用時および毎年度，個別の雇用契約に該当する「条件通知書」を交付し，業務の内容・責任の程度・異動の範囲等について合意しておくこと．
5）短時間勤務・有期雇用者についても，職位等級制度，人事評価制度，本給給料表賞与支給制度，退職金制度を共通的に適用すること．
6）但し目標管理制度（および目標達成度評価と業績賞与への反映）の適用対象者を雇用区分にかかわらず，一定の職位等級以上の者に限定することも有効．
7）給料表については職種別の給料表を適用し，共通の目標管理制度と人事評価制度を通じた評価を昇給や昇等級に反映できるようにしておくこと．
8）但し，職位等級制度，人事評価制度，昇給・賞与・退職金制度から，年功による画一的な取扱いの要素を極力排除しておくこと．
9）そのうえで，短時間勤務・有期雇用者についても共通の評価要素（評価項目）で厳格に評価をおこない，適正な評価にもとづ適正な処遇をおこなうこと．
10）賞与支給額を本給×病院業績係数×個人貢献度係数とし，退職金も勤続年数要件をたとえば５年以上に引き上げ，貢献度評価が反映されるようにしておくこと．
11）諸手当についてはその支給目的，支給対象，支給要件を再定義し，複数の手当の整理統合や本給や賞与の原資への組入れを適宜おこなうこと．

12)　とくに扶養給や家賃補助について極力本給原資への組み入れをおこなうこと．逆に役職手当は職位昇任要件を厳格化すると同時に拡充すること．

13)　諸手当を固定手当と変動手当に区分し，固定手当が実質的に「一律支給」にならないよう支給要件を見直し，要件審査や支給額の見直しを定期的におこなうこと．

14)　変動手当は支給事由となる勤務の実績に応じた支給とし，勤務実績の把握とそれに応じた手当の計算と支給を毎月おこなうこと．

8 組織管理

組織マネジメントの七つ道具

（1）あるべき組織構造について

病院の典型的な組織構造は，下図のような「ライン＆スタッフ」型ですが，筆者には，とくに看護部の部長や師長，診療技術部の部長や科長，事務部門の部長や課長など，本来組織の中核的存在であるべき管理職によるマネジメント機能が低いように見えます．

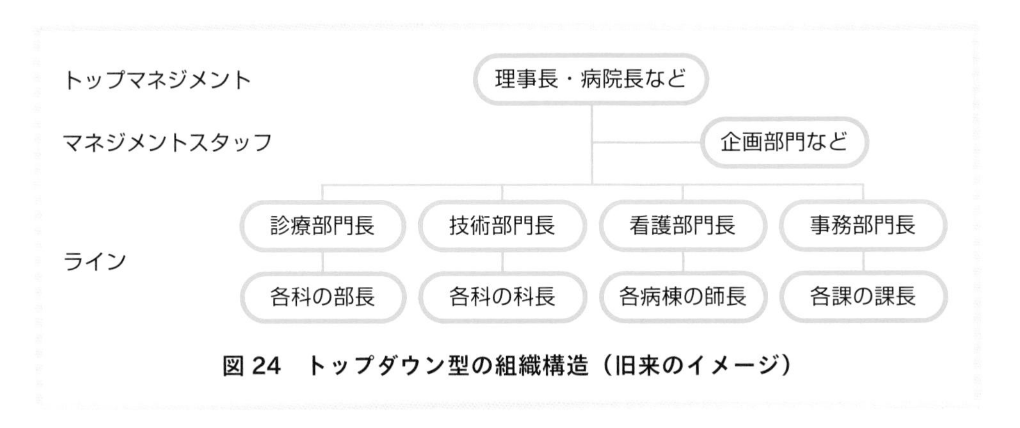

図 24　トップダウン型の組織構造（旧来のイメージ）

たとえば，ＭＢＯ目標管理制度の運用において「上位下達」の名の下に目標を部下に「丸投げ」してしまう部門長や「上から数値や指標が示されないかぎり目標設定ができない．」と部下の前で公言してしまう部門長や科（課）長が少なからずいます．

もしこれらの「管理職」を，上位下達（悪く言えば丸投げと指示待ち）の上下関係から解き放ち，それぞれの持ち場の組織の自律的マネジメントの中核（コアマネージャー）として，選抜・育成できれば，病院の組織力は格段に向上するでしょう．

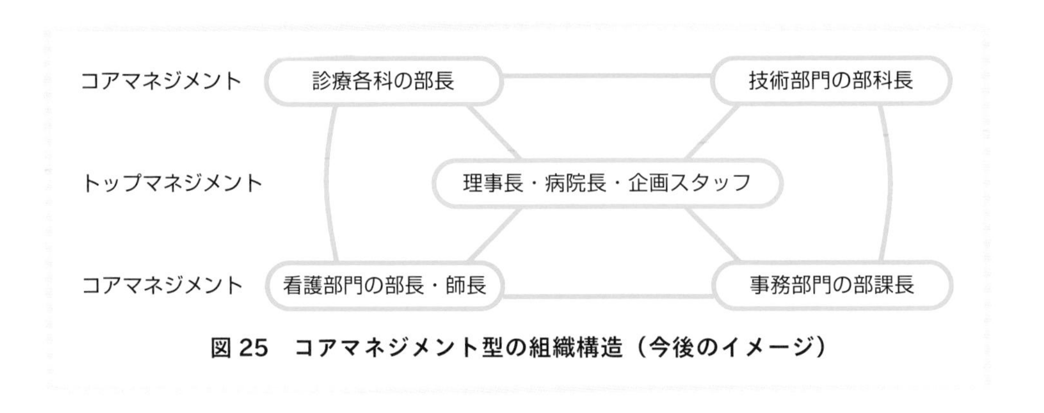

図 25　コアマネジメント型の組織構造（今後のイメージ）

上記のような組織構造をふまえつつ，今まで述べた主に「対個人的」な人事マネジメントの七つの機能をふまえて，これらの機能を主に「対組織的に」発揮する場合のポイントについて以下に述べます．

(2) 組織マネジメントの七つ道具

① Decision（判断と選択）

組織の現在の姿は，過去の無数の選択（多くは二者択一）の結果です．何を目的や価値と定め，それを達成・実現するために，有限の経営資源（ヒト・モノ・カネ・時間・情報）をどう用いたかという日々刻々の判断と選択の結果です．

とくに組織のトップマネジメントがおこなう Decision は，組織の将来の命運を左右します．そうした組織的な Decision をおこなう場合には，少なくとも以下の要素が必要であると，筆者は考えます．

1）適時性・先見性・実践性

Decision が遅れた分だけ損失が何倍にもなるケースは歴史的にも日常的にも数多くあります．Decision は，先見性を持って，おこなうべき時機におこなわなければならないというのが第一の鉄則です．

また，事が済んだ（人がおこなった）あとからもっともらしい一般論を言うのは評論家や批評家の仕事であって実務家の仕事ではありません．実践には Decision が伴い，Decision には実績が伴っていなければなりません．

2) 機関性・組織性・責任性

ボトムアップ型にせよ，トップダウン型にせよ，Decision をおこなうべき権限と責任を委ねられた機関が，その見識と判断にもとづいて Decision をおこなうべきである，というのが第二の鉄則です．

Decision は「空理·空論」に惑わされてはならず，現状（現実）の「調査·分析·検証」が必要であり，それにもとづく「意見や提案」も有効です．そしてそれらをふまえ，かつ，超えたところに初めて Decision の権限と責任があります．

3) 合理性・指導性・統合性

Decision は組織を構成する大多数の人々から信頼や理解や支持や協力を引き出せるものでなければなりません．しかし必ずしもいわゆる合議制や多数決が組織にとって最善の結果をもたらし，責任をとってくれるわけではありません．

また，Decision には「〜ならば〜である．なぜなら〜だから.」という一定の「論理の力（合理性)」が必要ですが，それ以上に組織に向けて「〜したい．〜しよう.」と訴求する「意思の力（指導性・統合性)」が必要です．

② Orientation（方向付け）

組織マネジメントの機能の第二は Orientation（方向づけ）です．組織のマネジメントを担う人が判断し，選択した事項（下記）を，日常的な態度や言動を通じて，構成員に「指し示す」ことでありそれに向けて「方向づける」ことです．

1）目的 … その組織や企業にとって，何が共有すべき目的であるかということ．
2）価値 … その組織や企業にとって，何が実現すべき価値であるかということ．
3）目標 … その組織や企業にとって，何が達成すべき目標であるかということ．
4）正義 … 上記の目的や価値や目標に照らして，何が正しいかということ．
5）当為 … 上記の目的や価値や目標に照らして，何をなすべきかということ．

③ Motivation（動機付け）

組織マネジメントとは，組織が選択（Decision）し，指し示す（Orientation）ところの目的や価値の実現に向けて，構成員のベクトル（意欲や能力や活動の大きさや方向性）と相関性（協働性）を，引き出す（Motivation）ことです．

構成員のひとりひとりはベクトル（動機付け）の大きさも方向も，組織の目的や価値へのコミットメントの程度も異なりますが，それらを内発的・自発的に組織として最適・最大の和になるように統合することが即ち組織マネジメントの最重要機能です．

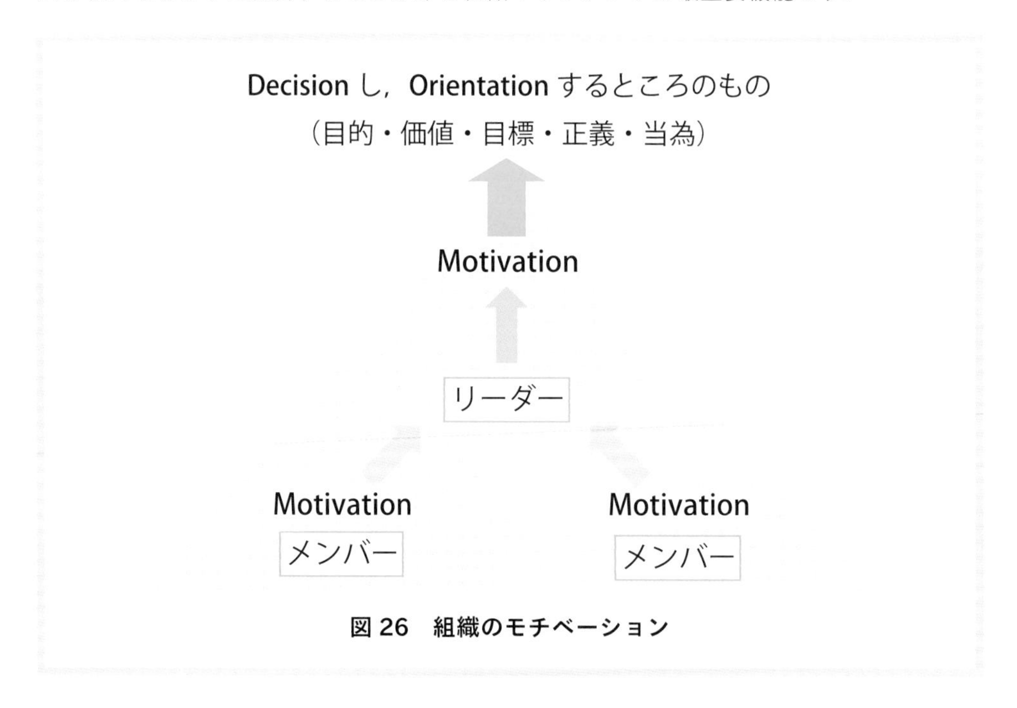

図 26　組織のモチベーション

またモチベーションの機能を通じて仕事の条件や環境に関する不満を和らげつつ，仕事そのものへの意欲を高め，人と組織を満足度と意欲度がともに高い活性型組織に導くことが組織マネジメントの重要な機能のひとつです．

④ Education（成長の促進）

組織マネジメントにおけるEducationの意義は，組織的協働を通じて，人にはその自己実現に向けた成長と，組織にはその目的や価値にそった成果を同時に実現することであり，「人が仕事や組織を育て，仕事や組織が人を育てる」関係づくりを進めることです．

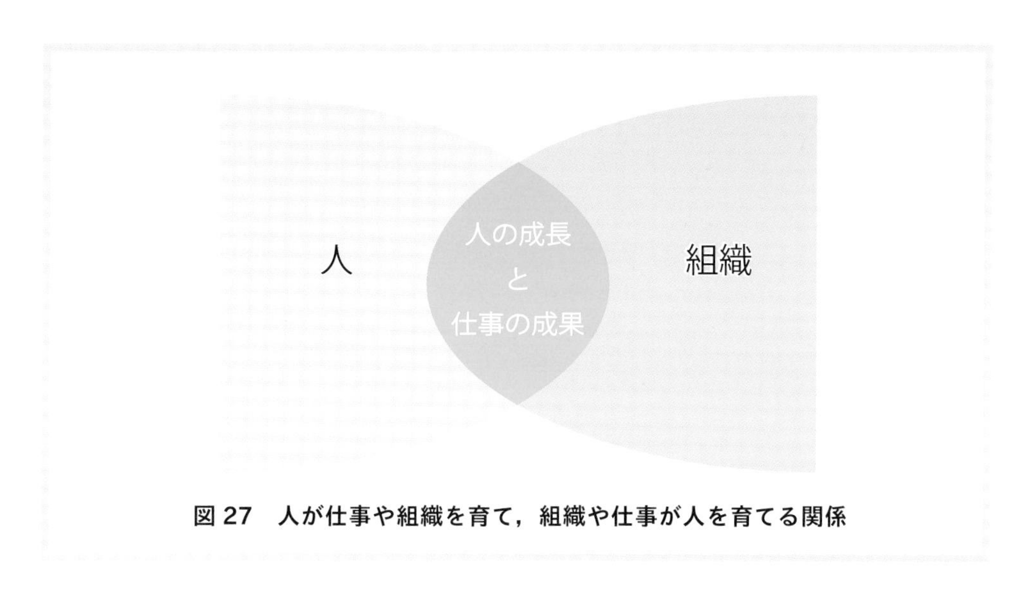

図27　人が仕事や組織を育て，組織や仕事が人を育てる関係

そのためには構成員自身が仕事を通じて成果をあげることと，仕事を通じて自己を成長させることに同時に動機付けられ，組織のマネジメントが仕事を通じて成果をあげることと仕事を通じて人を育てることを同時に指向する必要があります．

また，Education（成長の促進）とは，個人の成長段階（2.「育成」の稿参照）のステップアップを支援·推進することであり,組織の成長段階（下記）を支援·推進することです.組織のマネジメントは，人と組織の成長段階を計測し，制御することであるといえます.

表２４　組織の成長段階

成長段階	具体的な状況（例）
レベル１ 混沌レベル	・経験知が標準化・共有化されず，対応が場当たり的で個人に依存. ・ルール無視や非協力. ・個人の事情が組織の必要に優先，組織が個人の活動や成果を制約. ・目標の明示も共有化も日常的なＰＤＣＡもおこなわれていない. ・コミュニケーションも不十分でモチベーションも低い.
レベル２ 管理レベル	・経験知の標準化・共有化に取り組み，組織的な対応に努めている. ・ルールの遵守や協力が呼びかけられている. ・組織が個人の事情・活動・成果に依存しすぎないようにしている. ・目標の共有化と日常的なＰＤＣＡに取り組んでいる. ・コミュニケーションとモチベーションの向上に取り組んでいる.
レベル３ 自律レベル	・業務上の情報やノウハウが常に標準化・共有化されている. ・ルールが遵守され相互協力がおこなわれている. ・組織が個人の活動を支援し，個人が組織の成果に貢献している. ・目標がつねに共有化され，日常的なＰＤＣＡが定着している. ・コミュニケーションもよく，モチベーションも高い.

⑤　Communication（意思疎通）

上記のような「人と組織」のマネジメントの主要な機能が，現実には必ずしも上手く機能しないのは,主として組織内のコミュニケーションの問題です.円滑なコミュニケーションと信頼関係が成立しなければ，「人と組織」のマネジメントも機能しません.

1）　組織構成員のコミュニケーションレベル

組織におけるコミュニケーションが十分に機能するためには，メンバーとしてのコミュニケーションスキルレベルの底上げが必要であり，リーダーにはリーダーシップを発揮するためのコミュニケーションスキルのレベルの引き上げが必要です.

＜個人のコミュニケーションスキルの要素とレベル＞
1_聴く（積極的に傾聴し，肯定的に受容する）
2_理解する（相手の言いたいことを理解する）
3_表現する（言う，書く，描く）
4_伝える（相手の疑問や興味に訴求する）

5_ 対話する（相手の発言を促し，議論を進める）
6_ 気づく（相手の感情に気づき，受容し，共感する）
7_ 配慮する（相手の考えや立場を尊重する）
8_ 信頼関係を築く（相手から気づきや信頼を引き出す）
9_ 説得する（相手の納得を得る）
10_ 合意形成する（論点を明確にし高レベルの合意を導く）　↑メンバーレベル
11_ 指し示す（リーダーとして組織を方向付ける）　↓リーダーレベル
12_ 引き出す（メンバーから理解・支持・協力を引き出す）
13_ 統合する（矛盾や相克を止揚してより高い次元の「解」を指し示す）

2）　組織のコミュニケーションレベル

組織そのもののコミュニケーションレベルのチェックポイントは，次のように整理することができます．組織のコミュニケーションレベルを高く保つことは，「人と組織」のマネジメントの成立要件であり，主要機能でもあります．

表２５　組織のコミュニケーションレベルのチェックポイント

	レベル低	レベル高
メンバーおよびリーダーのコミュニケーションスキルのレベル	低い	高い
コミュニケーションの機会・方法・習慣	不十分	十分
上下左右のコミュニケーションと信頼関係	障壁多	障壁少
組織外とのコミュニケーションと信頼関係	障壁多	障壁少

⑥　MBO（Management By Objectives）& PDCA（Plan-Do-Check-Action）

マネジメントとは「あるべき状態_Objectives」を定め，その達成に向けた「ＭＢＯ_方向付け・動機付けと自己マネジメント」と「ＰＤＣＡ_Plan-Do-Check-Action」を通じて成長し続け，成果をあげ続けることであるともいえます．

表２６　ＭＢＯ＋ＰＤＣＡ

マネジメントサイクル	説　明
ＭＢＯ（Objectives）	目標を定め，その達成に向けて自己管理する．
①Ｐ（Plan）	（Objectives）をどのように（Do）するかを（Plan）する．
②Ｄ（Do）	（Plan）に基づいて実行する．
③Ｃ（Check）	（Plan）と（Do）の差分の原因を見極める．
④Ａ（Action）	（Check）の結果を（Plan）や（Do）にフィードバックする．

「組織が上手くマネジメントされている」ということは，言い換えれば「あらゆる組織的活動がＭＢＯとＰＤＣＡマネジメントサイクルにそってマネジメントされている（Plan-Do-Check-Action のマネジメントサイクルが廻っている）」ということです．

つまり，あらゆる組織的活動が，組織の目的と価値の実現に向けて明確な計画・方法に基づいて，効果的・効率的に実行され，計画と実績の差異分析と原因把握が，計画と実行に反映されているということです．

とくに「定点観測（実績を計測する上での基準時点を一定にすること）」によって計画と実績の差異分析と原因把握が，次の計画と実行のプロセスに対策として反映させること（計測と制御）がマネジメントサイクルの「要（かなめ）」です．

⑦ Organization（組織化）と Succession（継承）

1）Organization（組織化）

「組織を通じて引き出される力は，個々人の力の単純な和より小さい」というのが社会心理学上の「綱引き理論（集団的サボタージュ）」であり，組織の中では，少なくとも量的には，個々人の力が抑制・減殺されるメカニズムが働くようです．

組織を構成する個々人のベクトルは，方向も大きさも一様でなく，組織へのコミットメントの深さや広さや強さも個々さまざまです．これらのベクトルの減殺効果を最小化する，ということも組織マネジメントにおいて必要です．

組織化とは，人と仕事を，人の成長と仕事の成果の両観点から適正に関係づけることであり，人と人を，一方の OUTPUT が他方の最適な INPUT になるように関係づけることです．そうして人の成長と仕事の成果が最大になるようにすることです．

メンバー ⇒ OUTPUT / INPUT ⇒ メンバー ⇒ OUTPUT / INPUT ⇒ メンバー

2）Succession（継承）

組織の本質は，「人が変わっても組織は変わらない（不変性）」ことです．（たとえば組織の目的や価値，組織のしくみなど．）また「人が変わっても組織は維持される（継続性）」ことや「個々の人に依存し過ぎない（非属人性）」も組織の本質です．

組織において，あらゆる仕事は「自分がいなくても動く」ようにしておかなければなりません．そういう意味で，組織における人事マネジメントの主要な機能のひとつは，「次世代のリーダーを見出してこれに継承（Succession）すること」です．

とくに，採用，育成，評価，処遇という人事マネジメントのプロセスは，それぞれに重要な意義を持ったプロセスですが，それらは同時に「組織や企業の将来を託するに相応しいリーダーを選抜する」という共通的な機能をもったプロセスです．

テキスト掲載「様式」一覧

以下の「様式」は，「病院の働き方改革」https://www.hrms-jp.com/hatarakikata/
から入手できます．

様式 1_ 採用選考シート
様式 2_ グループディスカッション評定表
様式 3_ 自己申告表・観察育成表
様式 4_ メンバーシップアセスメントシート
様式 5_ 看護職の試用期間修了認定チェックシート
様式 6_ ＭＢＯ目標管理シート
様式 7_ ＢＳＣワークシート
様式 8_ 職位等級フレーム
様式 9_ 人事評価シート
様式 10_ リーダーシップアセスメントシート
様式 11_ マネジメント行動アセスメントシート
様式 12_ 給料表の要件設定（事例）
様式 13_ 給料表（事例）
様式 14_ 退職一時金の設計例
様式 15_ 雇用区分別待遇比較検討表
様式 16_ 勤務評価表
様式 17_ モラールサーベイシート
様式 18_ 医師の勤務時間記録表

参考文献一覧

「産業心理学」（宮城まり子著，培風館，2009 年）
「ＥＱ～こころの知能指数」（ダニエル・ゴールマン著，土屋京子訳，講談社，1996 年）
「P.F.ドラッカー経営論集」（P.F.ドラッカー著，上田惇生訳，ダイヤモンド社，1998 年）
「バランス・スコアカードの知識」（吉川武男著，日本経済新聞出版社，2006 年）
「人事労務管理の思想」（津田眞澂著，有斐閣新書，1977 年）
「2018 年版病院賃金実態資料」（医療経営情報研究所編著，経営書院，2018 年）

筆者略歴

河北　隆

hrms-jp 医療人事労務マネジメント研究会
代表　特定社会保険労務士

1979 年九州大学法学部卒
日本電気（株）人事部門，外資系企業管理部門を経て
2018 年 3 月まで地方独立行政法人総合病院国保旭中央病院に勤務，

現在，「hrms-jp　医療人事労務マネジメント研究会」を通じて，医療機関の「採用から退職までの人事労務管理」への支援をおこなう．

E-mail　hrms@grace.ocn.ne.jp
URL　https://www.hrms-jp.com/

働き方改革**対応版**
採用から退職までの医療機関の人事労務マネジメント

定価（本体3,000円+税）

2020年4月15日　第1版第1刷発行©

著　　者　河北　隆
発 行 者　藤原　大
編集協力　株式会社 パピルス
印 刷 所　株式会社 日本制作センター

発 行 所
〒113-0034　東京都文京区湯島2-4-9MDビル
電話（03）3816-5311（代表）　郵便振替 00160-2-185375
E-mail：info@shinoharashinsha.co.jp

ISBN 978-4-86705-802-2

Printed in Japan